Ben Johnson

I BENEFICI DELL'ACQUA ALCALINA

L'importanza dell'equilibrio acido-basico per la nostra salute

EDIZIONI
IL PUNTO
D'INCONTRO

Ben Johnson
I benefici dell'acqua alcalina
Titolo originale: *Healing waters*
Traduzione di Ilaria Dal Brun

Prima edizione originale pubblicata nel 2011 da Square One Publishers, 115 Herricks Road Garden City Park, New York 11040, USA.
Prima edizione italiana pubblicata nell'ottobre 2013 da Edizioni Il Punto d'Incontro, Via Zamenhof 685, 36100 Vicenza, tel. 0444239189, fax 0444239266, www.edizionilpuntodincontro.it
Ristampa: novembre 2015, settembre 2023.
Finito di stampare nel settembre 2023 presso LegoDigit, Lavis (TN)

ISBN 978-88-6820-003-9

Le informazioni e i consigli contenuti in questo libro si basano sulle ricerche e sulle esperienze personali e professionali dell'autore. Non vanno pertanto intesi in sostituzione del parere di un medico. L'autore e gli editori non si assumono alcuna responsabilità di qualsivoglia esito o conseguenza avversa derivanti dal ricorso a suggerimenti o procedure discussi in questo libro. Ogni questione inerente allo stato di salute va affrontata assieme a una figura medica. Chiedere un secondo o un terzo parere è segno di saggezza, non di debolezza.

INDICE

INTRODUZIONE

Immaginate che uno dei guaritori più potenti in natura sia sempre disponibile a ogni ora del giorno, per tutti i giorni della settimana. Immaginate che la risposta a molti dei vostri problemi di salute più urgenti si trovi in casa. Potrà anche sembrare troppo bello per essere vero, ma non è fantascienza, è la realtà e si trova in cucina.

L'acqua è la sostanza più abbondante sulla terra, la principale fonte di vita, un liquido che in una forma o nell'altra consumiamo ogni giorno. Si trova nella maggior parte degli alimenti che mangiamo, è alla base di quasi tutte le bevande ed è presente in ogni boccata d'aria che inspiriamo. Ci lascia pertanto a bocca aperta il fatto che così tante condizioni mediche in aumento oggigiorno derivino da una disidratazione cronica, ossia da un'insufficiente assunzione d'acqua per un periodo prolungato. Stanchezza, invecchiamento precoce, asma, infiammazioni, cute secca e diabete... alla radice del problema spesso c'è il bisogno di bere più acqua. Eppure, benché per anni medici ed esperti abbiano sottolineato l'importanza di una corretta idratazione, esortandoci a bere otto bicchieri al giorno, i problemi rimangono. Perché? Perché l'impatto dell'acqua sull'organismo ha a che fare non solo con la *quantità*, ma anche con la *qualità*, soprattutto se si tratta di prevenire e trattare le malattie. Soddisfare il fabbisogno idrico quotidiano aiuta certamente, tuttavia le tossine ambientali presenti nell'acqua di rubinetto e nella nostra moderna alimentazione a elevata acidità rischiano di inficiare i numerosi benefici offerti da un bicchiere d'acqua pura.

C'è però una soluzione al problema. È l'acqua ionizzata, che in alcuni paesi è stata usata per decenni come modo di migliorare lo stato di salute. Qualitativamente superiore all'acqua in bottiglia e a quella filtrata, l'acqua ionizzata è stata sottoposta a un leggero e sicuro processo elettrolitico che ne accresce la vitalità ed elimina gli agenti chimici nocivi e acidificanti, permettendole di portare in maniera rapida ed efficace sostanze nutritive e ossigeno a tutto l'organismo. Inoltre, i progressi della tecnologia hanno consentito a questo processo scientifico di compiersi a casa nostra e ciò significa che può tranquillamente entrare a far parte del nostro stile di vita e della routine quotidiana.

Sono medico da oltre trent'anni e mi sono impegnato a divulgare le innovazioni che utilizzo nel mio lavoro, la cui efficacia riscontro nei pazienti. Una delle suddette innovazioni è l'acqua ionizzata e con questo libro intendo far capire che il fenomeno è alla portata di tutti illustrando i concetti scientifici alla base del processo di ionizzazione, come pure la sua capacità di migliorare praticamente qualsiasi funzione svolta dal nostro corpo. I capitoli 1 e 2 gettano le basi di questa ricerca e presentano una discussione dei benefici dati dall'acqua in generale, nonché dei motivi per cui la maggior parte della popolazione risente degli effetti dannosi della disidratazione cronica. Il capitolo 2 costituisce una guida informativa all'equilibrio acido-basico, fattore chiave per il mantenimento di un buono stato di salute. Lo *squilibrio* acido-basico è associato a un gran numero di gravi problemi di salute e comprenderne il collegamento è fondamentale per capire lo speciale potere dell'acqua ionizzata.

Il capitolo 3 esamina in dettaglio l'acqua ionizzata e le sue peculiari caratteristiche. Ne descrive la costituzione chimica e il modo in cui viene usata a scopi medici. Il capitolo dimostra altresì l'azione dell'elettrolisi, la quale migliora la qualità dell'acqua potabile più della distillazione o del filtraggio. Il capitolo 4 presenta due proprietà fondamentali dell'acqua ionizzata: l'elevato pH e il potere antiossidante. Le informazioni di questo capitolo permettono di comprendere meglio i numerosi benefici offerti dall'acqua alcalina ionizzata, descritti in dettaglio nel capitolo 5: allergie, diabete e invecchiamento precoce. Il capitolo 6 dal canto suo si occupa dell'acqua acida ionizzata e dei suoi usi pratici, quali la cura della pelle e l'igiene orale.

Gli ultimi due capitoli sono rivolti al lettore e offrono alcune linee guida per utilizzare l'acqua ionizzata nella quotidianità, come pure per massimizzarne i benefici. Il capitolo 7 fornisce suggerimenti nutrizionali e combinazioni alimentari per conseguire l'equilibrio acido-basico. Cibi e bevande sono stati elencati a seconda del loro effetto acidificante o alcalinizzante, in modo da permettere di compiere scelte alimentari che vadano a sostenere l'azione terapeutica dell'acqua ionizzata. Il capitolo 8 contiene un'utile guida all'acquisto e all'uso degli ionizzatori, un investimento che cambierà sicuramente in meglio l'esistenza.

Detto in parole povere, l'acqua ionizzata è un dono della natura. Leggere questo libro rappresenta il primo passo per ringiovanire l'organismo e lo stato di salute in generale. Se desiderate arricchire in maniera naturale, sicura e facile la qualità della vostra vita e della vostra salute nella tranquilla comodità di casa vostra, continuate a leggere.

Capitolo 1

L'ACQUA E LA SALUTE DEL CORPO UMANO

Bere acqua è essenziale per la salute, non è un segreto. Il corpo umano è costituito per circa il sessantacinque per cento da acqua, perciò quando questa manca non possiamo sopravvivere. Senz'acqua ogni cellula, tessuto e organo del corpo smettono di ricevere ossigeno e sostanze nutritive. I livelli ormonali e chimici del cervello calano vistosamente, ostacolando le funzioni neurologiche ed endocrine. Ci ritroveremmo in un costante stato di stanchezza. Insomma, per il nostro organismo risulterebbe impossibile conseguire e ancor meno mantenere l'omeostasi, ossia la stabilità e l'equilibrio interno.

Nonostante questi fatti, molti non soddisfano il fabbisogno idrico giornaliero e di conseguenza convivono con i sintomi di una condizione che non sanno neppure di avere. La disidratazione cronica, problema ampiamente legato a cattive abitudini alimentari, costituisce spesso una causa sconosciuta di malattie. La diffusione della disidratazione cronica è uno dei motivi principali per cui bere acqua ionizzata rappresenta un valido sistema per migliorare la salute. Prima però di discutere il modo in cui l'acqua ionizzata è in grado di risolvere la disidratazione, può rivelarsi utile una panoramica generale sull'acqua e sui suoi benefici. Nelle pagine seguenti vedremo quanto sia essenziale l'acqua per la salute, esaminando i numerosi ruoli che svolge nell'organismo. Il capitolo offre inoltre alcune informazioni fondamentali sulla disidratazione cronica e illustra in che modo tale condizione è collegata a un altro problema di salute su scala nazionale: l'obesità.

L'acqua, una necessità biologica

L'acqua è sostanza fondamentale e fonte di vita. Le sue proprietà la rendono parte integrante della funzionalità e delle prestazioni dell'organismo. Oltre a depurare in maniera naturale, l'acqua rappresenta il principale solvente del corpo, giacché diluisce le sostanze vitali in modo che le cellule possano assorbirle. Di fatto, le sostanze nutritive che assorbiamo dal cibo non possiedono alcun valore energetico finché non vengono dissolte in acqua, una parte essenziale del processo di digestione. Queste sostanze sono infatti metabolizzate e assimilate solo dopo essere state scisse in particelle più piccole, passaggio agevolato dall'acqua. Lo stesso dicasi per l'ossigeno, trasportato dal flusso sanguigno e distribuito alle cellule dall'acqua. Insomma, l'ossigenazione e il nutrimento del corpo dipendono interamente dalla presenza dell'acqua.

L'acqua mette inoltre in moto le cellule, generando letteralmente energia elettrica e magnetica in ciascuno dei miliardi di *mitocondri* cellulari, le centrali elettriche. Funge poi da principale legante delle cellule, poiché consente loro di conservare la corretta struttura. Questa funzione è essenziale per la salute cellulare, giacché una perdita d'integrità strutturale rischia alla fine di causare malattie. Per esempio, un DNA (contenuto nel nucleo di quasi ogni cellula del corpo) danneggiato può dare origine a un comportamento cellulare anomalo. Come hanno scoperto gli esperti, le anomalie cellulari sono una nota causa di tumori e altre gravi condizioni mediche. Cionondimeno, se c'è acqua a sufficienza le cellule sono in grado di sbarazzarsi delle tossine nocive e potenziare la capacità del corpo di respingere le malattie.

L'acqua consente un'adeguata funzionalità fisiologica anche in senso più generale, contribuendo ai seguenti processi organici:

- Eliminazione dei prodotti di scarto (mediante l'urina)
- Funzionalità immunitaria
- Lubrificazione delle articolazioni
- Funzionalità epatica e renale
- Funzionalità linfatica
- Funzionalità muscolare
- Produzione di ormoni e neurotrasmettitori
- Regolazione della temperatura corporea (mediante la traspirazione)
- Respirazione
- Protezione della cute

Se consideriamo il ruolo fondamentale dell'acqua per il corpo, non ci stupiamo che una carenza di questo liquido si ripercuota sull'equilibrio interno. Tuttavia, fino a tempi relativamente recenti non era nota la misura in cui un inadeguato apporto idrico riusciva a compromettere l'organismo. Qui di seguito discuteremo le prime ricerche sulla disidratazione cronica e gli usi terapeutici dell'acqua.

La scoperta della disidratazione cronica

La condizione oggi nota come disidratazione cronica è stata scoperta per la prima volta in un carcere iraniano nel 1979, dove il dottor Fereydoon Batmanghelidj, formatosi presso la Facoltà di medicina del St. Mary Hospital, Università di Londra, si trovava detenuto come prigioniero politico. Il medico iniziò a studiare gli effetti terapeutici dell'acqua dopo che un altro detenuto gli fu portato in cella con dolori causati da una grave ulcera peptica. Non avendo a disposizione altre medicine, il dottor Batmanghelidj disse all'uomo di bere due bicchieri d'acqua ogni tre ore, per alleviare il dolore. Così facendo, per i quattro mesi di condanna che rimanevano i dolori scomparvero. La scoperta sorprese ed entusiasmò il medico, che durante i tre anni trascorsi in carcere trattò con questo metodo oltre tremila casi di ulcera peptica. Anzi, prolungò lui stesso la condanna con il solo fine di condurre altre ricerche e quando uscì, nel 1982, le sue scoperte vennero pubblicate sul *Journal of Clinical Gastroenterology* e sul *New York Times*.

Studiando i compagni detenuti, il dottor Batmanghelidj concluse non solo che molti gravi problemi di salute sono causati da una carenza d'acqua, ma anche che tali problemi si possono alleviare semplicemente bevendo più acqua. Negli anni che seguirono la sua scarcerazione, il dottor Batmanghelidj continuò a studiare la capacità dell'acqua di trattare svariate condizioni, tra cui:

- Ansia, depressione e stress
- Artrite
- Asma
- Calcoli renali
- Cardiopatie
- Disturbi da deficit di attenzione sia negli adulti sia nei bambini
- Edema
- Emboli
- Glaucoma
- Impotenza e perdita della libido
- Infezioni del tratto urinario
- Insonnia e altri disturbi del sonno
- Ipertensione
- Lupus
- Mal di schiena, dolori articolari e muscolari
- Nausea mattutina durante la gravidanza
- Problemi di memoria

- Problemi gastrointestinali
- Problemi respiratori e sinusiti
- Sindrome premestruale (PMS)
- Stanchezza
- Stimoli compulsivi legati ad alcol, caffeina e droghe varie
- Stipsi e diarrea
- Vampate di calore

Il legame tra la carenza d'acqua e le malattie portò il dottor Batmanghelidj a concludere che molti soffrono di *disidratazione cronica*, uno stato in cui il corpo, privato della giusta quantità d'acqua per un periodo prolungato, non è in grado di svolgere le sue attività in maniera efficiente o non le svolge affatto.

Per farci un'idea di cosa succede alle cellule e ai tessuti del corpo durante la disidratazione, immaginiamo un frutto su un ripiano. Se non lo mangiamo, in breve tempo comincia a diventare rugoso, ad avvizzire dentro e fuori, man mano che si esaurisce la riserva d'acqua. Qualcosa di simile accade alle cellule dei tessuti nell'organismo quando siamo disidratati: cominciano letteralmente a raggrinzire, perdendo l'integrità strutturale e la capacità di funzionare in maniera corretta. A sua volta il corpo non è in grado di mantenere l'omeostasi, cosa che ne accresce la predisposizione a vari problemi di salute.

Come ha capito il dottor Batmanghelidj, la carenza d'acqua genera diversi sintomi in apparenza non associati a uno scarso livello d'idratazione. Oltre al dolore cronico, possono insorgere sintomi quali acne, problemi digestivi, secchezza cutanea e oculare, stanchezza, mal di testa, irritabilità, dolore muscolare e senso di compressione ai seni nasali. Il modo migliore per prevenire tali sintomi è di bere acqua nell'arco della giornata. Ciononostante, la disidratazione può comunque manifestarsi sulla base di determinati fattori, quali alimentazione, clima, malattia e livello di attività fisica. Per capire se il vostro livello d'idratazione è sufficiente, consultate il riquadro a pag. 19.

I motivi della disidratazione cronica

La disidratazione cronica può manifestarsi per vari motivi, ma quello principale e più ovvio è dato da cattive abitudini alimentari e d'idratazione. Un sufficiente livello d'acqua nell'organismo dipende da una costante idratazione nell'arco della giornata, come pure da comportamenti alimentari che promuovono un corretto livello idrico. Esaminiamo in dettaglio ciascun fattore.

QUANTO SIAMO DISIDRATATI?

"Come faccio a sapere se sono disidratato?" è una domanda che i pazienti mi pongono in continuazione. Per stabilire se il corpo manca d'acqua, la maggior parte delle persone presume erroneamente di dover prestare attenzione soltanto a segnali quali bocca asciutta e sete intensa. Tuttavia, come insistono gli studi del dottor Batmanghelidj, la bocca asciutta è di fatto l'ultimo segno esterno della disidratazione cronica. Il senso di sete si manifesta infatti parecchio tempo dopo che le riserve idriche dell'organismo sono scese al di sotto del livello richiesto per l'ottimale funzionamento.

Anziché attendere di avere sete, valutate i bisogni idrici del corpo osservando l'urina, che costituisce probabilmente il modo più semplice e accurato di capire se occorre bere più acqua. Un corpo ben idratato produce un'urina trasparente, uno con una disidratazione da lieve a moderata espelle un'urina giallo acceso e infine un corpo cronicamente disidratato produce un'urina arancione o di colore scuro. Talvolta l'assunzione di vitamine o integratori nutrizionali specifici può alterare il colore dell'urina. Se tuttavia non assumete integratori e l'urina appare di colore scuro, occorre immediatamente aumentare l'assunzione d'acqua e, a scopo precauzionale, rivolgersi a un medico.

Idratazione inadeguata

Ogni giorno il corpo perde naturalmente dell'acqua durante le sue attività. In media un adulto perde da tre a quattro litri d'acqua al giorno attraverso respirazione (espirazione), traspirazione, urina ed eliminazione delle scorie organiche con le feci. Alla sola respirazione è imputabile una perdita d'acqua da uno a due litri circa. Inoltre, alcune circostanze possono influire sulla quantità d'acqua che il corpo perde. Attività fisica, alta quota e clima caldo possono infatti accrescerne la perdita giornaliera. Anche la malattia può far diminuire il livello d'acqua, soprattutto in presenza di febbre o diarrea. Per non parlare delle volte in cui magari respingiamo un bicchiere d'acqua di rubinetto o in bottiglia perché il colore, il sapore o l'odore non sono invitanti. Certo, stiamo proteggendo il corpo da sostanze chimiche tossiche, ma al tempo stesso non stiamo idratando il sistema.

La disidratazione cronica prende piede perché non compensiamo la naturale perdita d'acqua mantenendoci idratati nell'arco della giornata. La maggior parte delle persone beve acqua o qualche altro tipo di bevanda solo quando comincia a provare una sete intensa. Si tratta di un errore madornale secondo il dottor Batmanghelidj, il quale ha riscontrato che i segnali della sete compaiono varie ore *dopo* che il corpo ha cominciato a disidratarsi. In questo periodo, possono insorgere svariati problemi che danno origine a sintomi quali secchezza cutanea, stanchezza, dolore articolare e muscolare.

Abitudini alimentari

Forse vi sorprenderà sapere che le abitudini alimentari possono esercitare un profondo impatto sulla quantità d'acqua nel corpo. Pensate però a come reagite a un calo di energia, uno dei primi e più evidenti segnali che le scorte d'acqua vanno alimentate. Cercate di risolvere questo calo di energia con un bicchiere d'acqua oppure allungate la mano verso uno snack, una bibita gassata o altre alternative poco sane? Se siete come quasi tutti, la risposta è probabilmente la seconda e la responsabilità ce l'hanno i fattori culturali e fisiologici.

Quando l'energia cala a picco, nell'organismo si mette in moto una reazione a catena. Il cervello secerne istamina, una sostanza chimica che stimola la fame causando sensazioni in bocca e nello stomaco. Il problema è che questa reazione a catena, la quale dà luogo alla fame, si innesca anche in presenza di sete, ma il cervello non riesce a distinguere tra i due bisogni. In altre parole, se non siamo ben sintonizzati sulle nostre necessità fisiche rischiamo facilmente di confondere la sete con la fame e subito cerchiamo di incamerare maggior energia con il cibo anziché con l'acqua. Questa confusione viene aggravata dal fatto che un calo di energia spesso genera forte desiderio di zucchero e quindi gli alimenti cui ci rivolgiamo nell'immediato sono quelli ad alto contenuto di zuccheri e carboidrati. Ne consegue un circolo vizioso di scarsa energia, inutile consumo di cibo e persistente mancanza d'acqua. La conseguenza ultima è la disidratazione cronica, per non parlare dell'aumento di peso.

Disidratazione cronica e obesità

Considerato che il modo e la qualità del cibo possono contribuire alla disidratazione cronica, diventa chiaro che molti individui disidratati sono anche in sovrappeso o obesi. Come spiegato in precedenza, la stanchezza è uno dei sintomi più comuni di un insufficiente consumo d'acqua. Una scarsa energia non solo accresce la tendenza a mangiare in eccesso, ma ci rende anche meno inclini a svolgere attività fisica. Inoltre, alcuni studi hanno dimostrato che, poiché l'assunzione d'acqua influisce sul metabolismo, un'inadeguata idratazione riduce la capacità del corpo di bruciare i grassi. Il risultato più probabile è un eccessivo accumulo di grasso, soprattutto sull'addome, le cosce e i glutei. Anche la ritenzione idrica, che subentra quando il corpo avverte che le scorte d'acqua stanno scarseggiando, può aggiungere qualche chilo in più e produrre sintomi generalmente associati all'obesità, quali rigonfiamento, pelle poco tonica ed edema, un disturbo caratterizzato da gonfiore a polsi e caviglie.

Per fortuna sia la disidratazione cronica sia l'obesità sono condizioni reversibili. Gli scienziati tedeschi del Centro di ricerche cliniche Franz Volhard di Berlino hanno riscontrato come fosse possibile perdere peso aumentando di un litro e mezzo il consumo d'acqua giornaliero. Secondo le loro stime, questa quantità può permettere di bruciare 17.400 calorie in più (l'equivalente di oltre due chili) all'anno. In sostanza, reidratando il corpo è possibile tenere sotto controllo il peso a un livello sano, perché l'acqua fornisce energia e tiene a freno l'appetito. Il dottor Batmanghelidj stesso si era accorto che le persone in sovrappeso che bevevano mezzo litro d'acqua prima o dopo ogni pasto avevano più facilità a distinguere tra fame e sete, per cui cominciavano a mangiare di meno, sia in quantità sia in frequenza. Queste scoperte suggeriscono che bere acqua a sufficienza costituisca un grosso aiuto per contrastare ciò che molti ritengono essere il più grave problema di salute al giorno d'oggi.

Il fabbisogno giornaliero d'acqua

La domanda comunque rimane: come possiamo fare in modo di soddisfare ogni giorno il fabbisogno d'acqua del corpo? In linea generale, bisognerebbe bere almeno 30 ml d'acqua per kg di peso corporeo. Ciò significa che se pesate sessanta chili, dovreste bere come minimo poco meno di due litri al giorno, ossia otto bicchieri da 250 ml. La tabella sotto riportata elenca il fabbisogno giornaliero d'acqua riferito al peso corporeo. Ricordate tuttavia che queste raccomandazioni non prendono in considerazione fattori come l'attività fisica, il clima o le malattie, i quali si ripercuotono sulla quantità d'acqua da assumere.

ASSUNZIONE D'ACQUA RACCOMANDATA	
Peso corporeo (kg)	**Fabbisogno giornaliero d'acqua (l)**
45-55	1,5-1,8
55-65	1,8-2
65-75	2-2,5
75-80	2,5-2,6
80-90	2,6-3
90-100	3-3,3
Oltre 100	Oltre 3,3

Programmando i bicchieri d'acqua da bere e attenendovisi, soddisfare il fabbisogno giornaliero è una cosa decisamente fattibile. È tuttavia ugualmente importante prestare attenzione ai segnali del corpo e bere quando si ha sete. Rimanendo sintonizzati sul livello della sete e controllando nel contempo il colore dell'urina (v. riquadro pag. 19), sarete maggiormente in grado di giudicare se il vostro livello d'idratazione è adeguato. Ecco alcuni suggerimenti per mantenere una giusta quantità d'acqua nel corpo:

- Evitate le bibite gassate, colme di additivi artificiali, perché sono fortemente disidratanti. Lo stesso dicasi per i vari tè in commercio, come quello verde, quello nero e l'oolong. Preparatevi piuttosto dei decotti aggiungendo all'acqua bollente frutta come limoni, arance o mele.
- Fate attenzione all'acqua in bottiglia, perché la plastica contiene sostanze chimiche nocive che rischiano facilmente di penetrare nell'acqua, compromettendone il valore nutrizionale.
- Abituatevi a bere un bicchiere d'acqua o due prima di ogni pasto. Così facendo, aiuterete la digestione e attenuerete i morsi della fame, cosa che favorirà abitudini alimentari più sane.
- Aumentate il consumo di cibi ricchi d'acqua. Frut-

ta e verdura come mele, broccoli, pomodori e cocomero hanno un alto contenuto d'acqua e lo stesso dicasi per uova e yogurt.

- Limitate quanto possibile il consumo di caffè e bevande alcoliche, perché ambedue sono molto disidratanti. Anziché iniziare la giornata con una dose di caffeina, bevete un grosso bicchiere d'acqua prima di colazione; vi trasmetterà energia e sazietà.
- Nell'arco della giornata fate regolari "pause acqua" oppure portate con voi una borraccia di vetro o di acciaio inossidabile da riempire secondo necessità.

Inoltre, il dottor Batmanghelidj raccomandava di consumare un quarto di cucchiaino di sale (marino o bretone) ogni litro d'acqua, per garantire un adeguato apporto di minerali. Seguendo questi utili consigli e modificando l'assunzione d'acqua laddove necessario (in caso di fattori quali attività fisica, per esempio), comincerete a notare una differenza positiva nel vostro stato di salute.

Conclusione

Benché bere acqua sia essenziale per la salute, diventa sempre più difficile garantire che l'acqua assunta sia davvero buona. Come probabilmente già sapete, gran parte dell'acqua potabile contiene sostanze che la rendono più nociva che terapeutica. Bere acqua colma di tossine acidificanti non solo acuisce il problema della disidratazione cronica, ma va anche a sommarsi a quello dello squilibrio acido-basico, già diffuso a causa di abitudini alimentari e di vita poco sane. La soluzione per ambedue questi problemi di salute è data dall'acqua ionizzata e vedremo il perché nel capitolo 3. Anzitutto però, occorre capire l'importanza dell'equilibrio acido-basico per lo stato di salute generale e il modo in cui la qualità dell'acqua potabile rischia di comprometterlo.

Capitolo 2

LO SQUILIBRIO ACIDO-BASICO

Una delle scoperte nutrizionali più rivoluzionarie negli ultimi anni è il fatto che qualunque alimento esercita un significativo effetto sull'equilibrio interno. Alcuni alimenti e alcune bevande hanno un'azione acidificante durante la digestione, mentre altri sono alcalinizzanti e neutralizzano gli acidi potenzialmente nocivi. Biologia e genetica impongono a tutti gli esseri umani di raggiungere uno stato di equilibrio acido-basico per rimanere in buona salute. Purtroppo, le necessità biologiche spesso sono incompatibili con le attuali abitudini alimentari, che tendono a mantenere l'organismo in uno stato di lieve *acidosi*, una leggera iperacidità. Come ho accennato nel capitolo precedente, bere acqua acidificante (gran parte dell'acqua di rubinetto lo è) rischia di aggravare l'acidosi, causando svariate gravi malattie. Per capire il motivo per cui l'acqua ionizzata rappresenta la soluzione al problema è anzitutto necessario fare conoscenza con l'equilibrio acido-basico e con il modo in cui diventa fondamentale per il nostro benessere.

Che cos'è l'equilibrio acido-basico?

In parole semplici, con *equilibrio acido-basico* si fa riferimento all'equilibrio tra la quantità di *acidi* e quella di *alcali* (basi) nei tessuti e nei fluidi dell'organismo, soprattutto sangue, saliva e urina. Il rapporto tra acidi e basi viene determinato dal pH, termine che letteralmente significa "potenziale dell'idrogeno", il quale viene usato per rappresentare la relativa concentrazione di ioni idrogeno (semplici *protoni*, ossia particelle con carica positiva) nel sangue, nell'urina e nella saliva. Definito per la prima volta nel 1909 dal biochimico danese Søren Peter Lauritz Sørensen, il pH viene usato per misurare le proprietà acide, basiche o neutre di varie soluzioni e vari composti, come pure dei fluidi e dei tessuti organici.

Il pH si misura su una scala da 0 a 14. Il 7 è neutro, né acido né basico. I gradi al di sotto del 7 sono considerati acidi, mentre quelli al di sopra sono considerati basici o alcalini. Con l'aumentare del numero di ioni idrogeno in una sostanza, aumenta anche il livello di acidità. In altre parole, gli acidi emettono ioni idrogeno, mentre gli alcali (o basi) li incamerano. Per uno stato di salute ottimale, la chimica del sangue dev'essere leggermente alcalina, con un pH tra 7,38 e 7,42. Se il pH si sposta troppo al di sotto o al di sopra di questo intervallo per un periodo prolungato, in genere si manifestano disturbi o malattie.

I medici hanno riconosciuto fin dai primi anni del Novecento il collegamento tra equilibrio del pH e malattie, per cui oggi possiedono maggiori conoscenze sulle dannose conseguenze dello squilibrio acido-basico. Quantunque esistano rari casi d'iperalcalinità (detta *alcalosi*), il problema di gran lunga più comune è quello dell'acidosi, soprattutto nel mondo occidentale. L'acidosi o iperacidità cronica si manifesta quando gli acidi delle varie sostanze assunte si accumulano al punto che l'organismo non è più in grado di neutralizzarli o eliminarli. L'iperacidità inoltre produce un ambiente ematico povero di ossigeno e alimenta lo sviluppo di microrganismi nocivi nel flusso sanguigno, tra cui batteri, funghi, muffe, lieviti (come la *Candida*) e virus. A pag. 32 discuteremo di altre gravi condizioni di salute associate allo squilibrio acido-basico.

L'acqua e l'equilibrio acido-basico

Gran parte dell'acqua potabile oggigiorno a disposizione è acidificante, a causa di fattori esterni (quali l'inquinamento) e della sua stessa composizione chimica, che incamera ioni idrogeno. Il capitolo 3 illustra i concetti scientifici alla base degli ioni idrogeno e del processo di ionizzazione. Per il momento, sarà sufficiente conoscere alcuni elementi di base sugli ioni idrogeno dell'acqua e sul loro rapporto con il livello del pH nel corpo.

L'idrogeno è, assieme all'ossigeno, la principale componente dell'acqua, la cui struttura diventa chiara osservandone la rappresentazione chimica: H_2O. Gli ioni idrogeno si formano come conseguenza della reazione chimica dell'acqua; più è alta la loro concentrazione, più l'acqua è acida. Nell'acqua pura la concentrazione di ioni idrogeno è minima. Nell'acqua di rubinetto la concentrazione è leggermente più alta, ma il pH complessivo non subisce alterazioni significative. Ciononondimeno, essendo gli ioni idrogeno intrinsecamente instabili e assai reattivi, si "nascondono" nell'acqua dell'organismo, in attesa di legarsi ad altre molecole. Ne conseguono reazioni tra acidi (che rilasciano ioni idrogeno) e alcali (che li accettano), il che altera l'equilibrio del pH.

Le tossine acide, contenute nell'acqua di rubinetto

a causa dei trattamenti chimici e dell'inquinamento ambientale, accrescono la concentrazione di ioni idrogeno nell'acqua che beviamo regolarmente. Gran parte dell'acqua potabile contiene parecchio cloro, cosa che la rende ancora più acida. Per di più, di recente negli Stati Uniti gli scienziati hanno scoperto la presenza di farmaci (anch'essi molto acidi) in quasi tutta la fornitura idrica del paese. La vera portata dei danni che questi residui chimici provocheranno non è ancora stata quantificata, ma si sa che l'alta concentrazione di ioni idrogeno si ripercuote sul pH dell'acqua, il che a sua volta altera l'equilibrio acido-basico quando l'acqua viene bevuta.

Le conseguenze dello squilibrio acido-basico

Casi estremi e molto pericolosi di squilibrio acido-basico sono relativamente rari, ma anche una lieve acidosi è in grado di nuocere al corpo e di ripercuotersi profondamente sulla sua funzionalità e sui livelli di energia. In questa sezione evidenzieremo alcuni dei principali e più comuni problemi di salute che derivano da un'iperacidità dell'organismo.

Attività enzimatica compromessa

Gli *enzimi* sono sostanze chimiche che letteralmente rendono possibile la vita. Sono necessari per qualsiasi processo l'organismo svolga, tra cui digestione, immunità, riproduzione, respirazione e funzionalità organica generale. Servono inoltre alle funzioni cerebrali come il movimento, la parola e il pensiero. Affinché ormoni, vitamine e minerali svolgano i loro vari compiti, è necessario un adeguato livello di enzimi.

L'organismo produce migliaia di enzimi diversi e ciascuno funge da catalizzatore per una particolare reazione biochimica. Tuttavia, gli enzimi possono avviare queste reazioni a catena solo con uno specifico livello di pH. Se il pH ematico è troppo acido, l'attività enzimatica viene alterata o si riduce drasticamente e subentra uno stato patologico. Benché da principio lieve, questo stato rischia rapidamente di evolversi qualora non si prendano misure per ripristinare il corretto equilibrio acido-basico. Se l'attività enzimatica si ferma del tutto a causa di un pH poco sano, la situazione diventa molto pericolosa. Per proteggersi da tali effetti nocivi, molti terapeuti consigliano integratori di enzimi digestivi e metabolici. L'integrazione risolve la disfunzione enzimatica, ma per correggere il problema occorre ripristinare l'equilibrio acido-basico mediante cambiamenti dell'alimentazione e dello stile di vita.

Demineralizzazione

Per tamponare o neutralizzare l'acidità in eccesso nei fluidi e nei tessuti, l'organismo attinge alle sue riserve di minerali alcalini. L'occasionale utilizzo di questi minerali in genere non pone problemi, ma l'acidosi cronica implica una sostanziale perdita di minerali (tra cui calcio, potassio e magnesio) fondamentali per il nostro benessere. Dal momento che tali minerali vengono immagazzinati in tutti i tessuti del corpo, una loro carenza può ripercuotersi notevolmente sulla funzionalità organica. Tra gli effetti collaterali meno gravi troviamo unghie fragili, pelle secca e screpolata, gengive sensibili e diradamento capillare. Ciò detto, a fare maggiormente le spese della demineralizzazione sono ossa e denti.

La dottoressa Susan Brown, esperta mondiale di osteoporosi, ha sottolineato che la demineralizzazione praticamente non esiste nelle culture in cui si consumano regolarmente cibi integrali, che favoriscono l'equilibrio acido-basico. Nel suo libro *Better Bones, Better Body*, afferma: "Nella nostra società seguiamo un'alimentazione molto sbilanciata, ricca di alimenti acidi. Questo tipo di alimentazione ci conduce a uno stato di acidità... L'eccessiva e prolungata acidità rischia di esaurire le riserve di calcio delle ossa, indebolendole". Quando le ossa si indeboliscono, perdono la loro flessibilità, con conseguente aumento del rischio di osteoporosi e di fratture dovute all'età. I dischi vertebrali si logorano e la probabilità di mal di schiena cronico e sciatica cresce. Possono comparire anche reumatismi, condizione provocata da un'infiammazione delle articolazioni.

La demineralizzazione rischia altresì di causare problemi dentali, perché la perdita di calcio rende i denti più fragili e inclini a scheggiarsi. Per di più, può subentrare una sensibilità ad alimenti caldi e freddi, come pure una maggior predisposizione alla carie. La carie dentale, oggigiorno comune tra i bambini, è quasi sempre causata da un regolare consumo di alimenti come cereali zuccherati, bibite gassate e fast food, i quali ovviamente generano acidità.

Infiammazione e danno agli organi

Gli acidi in eccesso che si accumulano durante l'acidosi cronica rischiano di compromettere gli organi e i tessuti con cui entrano in contatto, generando stati infiammatori. Quantunque l'iperacidità possa provocare infiammazione ovunque nel corpo, ne subiscono in particolare le conseguenze i reni e la pelle, organi attraverso i quali gli acidi vengono eliminati. Se la quantità di acidi è eccessiva, pelle e reni non riescono a eliminarli agevolmente e rischiano di presentarsi vari problemi. Chiazze cutanee, eczema, orticaria e prurito possono essere la diretta conseguenza del sudore acido secreto dalle ghiandole sudoripare. Se espulsi dal corpo attraverso i reni, gli acidi in eccesso rischiano di infiammare il tratto urinario, provocando una dolorosa sensazione di bruciore durante la minzione. Assai spesso ciò si traduce in infezioni del tratto urinario e cistite, un'infiammazione della vescica.

Ad aggravare il problema è il fatto che l'accumulo di acidi compromette anche la funzionalità immunitaria. Quando l'organismo è troppo acido i globuli bianchi, che prendono di mira e distruggono i microbi, si riducono sia in quantità sia in qualità. Un ambiente interno indebolito permette ai microrganismi che penetrano nelle cellule danneggiate di infettare i vari tessuti, provocando infezioni e condizioni infiammatorie più gravi.

Invecchiamento accelerato

L'*invecchiamento accelerato*, chiamato anche *invecchiamento precoce*, è la diretta conseguenza di una struttura cellulare indebolita, che si verifica quando le cellule vengono continuamente esposte a un ambiente eccessivamente acido. Proprio come quando il corpo è disidratato, l'iperacidità fa avvizzire le cellule le quali, se esaminate al microscopio, appaiono ricurve e deformi. Questa perdita d'integrità strutturale si ripercuote sulla capacità delle cellule di funzionare in maniera corretta, di "comunicare" con le altre cellule e di elaborare le proteine essenziali per la riparazione. L'acidosi impedisce in particolare la produzione di *proteine da shock termico*, che agevolano il processo rigenerativo. Una quantità insufficiente di proteine da shock termico rischia di provocare morte cellulare precoce, in grado potenzialmente di danneggiare i sistemi organici e creare carenze di sostanze vitali per una pelle sana e priva di rughe (collagene ed elastina).

L'iperacidità si ripercuote negativamente anche sulla funzionalità cerebrale, che naturalmente è associata al processo d'invecchiamento. L'acidosi inibisce la corretta funzionalità dei *neuroni*, le cellule nervose che contribuiscono a far partire e a trasmettere gli impulsi cerebrali. Quando i neuroni perdono la capacità di funzionare in maniera efficiente, l'acutezza mentale si riduce e compaiono effetti collaterali quali confusione, smemoratezza e "annebbiamento mentale", uno stato caratterizzato da mancanza di chiarezza e lucidità. Inoltre, quantunque la scienza non lo abbia ancora verificato, abbiamo ragione di ritenere che vi sia uno stretto legame tra acidosi cronica e Alzheimer. Uno studio condotto nel 2006 ha per esempio riscontrato una correlazione tra un gene che entra in gioco nello sviluppo dell'Alzheimer e insufficienti livelli di ossigeno nel corpo, condizione legata all'iperacidità (per ulteriori informazioni su questo studio, v. pag. 76).

Stanchezza

Tra i sintomi dello squilibrio acido-basico che compaiono più di frequente troviamo la stanchezza. L'acidosi produce un ambiente interno poco favorevole alla produzione di un ottimale livello di energia. Il motivo è che l'iperacidità riduce le riserve di ossigeno, una delle principali fonti di energia. Uno scarso livello di ossigeno ostacola la normale funzionalità cellulare, generando stanchezza.

Se l'ambiente interno del corpo è *anaerobico* (manca di ossigeno) per un periodo prolungato, insorgono altri problemi. Quando le cellule, private dell'ossigeno, non sono in grado di funzionare correttamente, tossine e microrganismi nocivi prosperano e si sviluppano. Queste tossine interferiscono con la capacità del corpo di assorbire e utilizzare sostanze nutritive quali vitamine, minerali e aminoacidi, il che a sua volta ostacola la produzione di ormoni ed enzimi. Se l'organismo non riesce a fabbricare queste sostanze biochimiche, ne fanno le spese la riparazione cellulare, l'attività degli organi e i livelli glicemici, con conseguente maggior stanchezza e minor resistenza fisica. I microrganismi come lieviti e funghi sono altresì in grado di alterare l'equilibrio elettrolitico, limitando il normale flusso energetico del corpo. Se trascurato, questo stato rischia di portare alla sindrome da stanchezza cronica (CFS), il che spiega perché chi soffre di CFS invariabilmente presenta anche acidosi. Basandomi sulla mia esperienza con i pazienti, a subentrare per prima è stata l'acidosi.

Sviluppo di microrganismi nocivi

Se il pH ematico rimane costantemente inferiore a 7,38, il flusso sanguigno si trasforma in un terreno fertile per i microrganismi nocivi, proprio come l'acqua stagnante. Il motivo è che l'acidosi riduce l'ossigeno disponibile nel sangue e molti microrganismi prosperano in assenza di livelli di ossigeno ottimali.

Nel 1931, allo scienziato tedesco Otto Heinrich Warburg (1883-1970) è stato conferito il premio Nobel per la medicina grazie alla scoperta che le cellule tumorali proliferano in ambienti poveri di ossigeno. Quando l'ossigeno nel flusso sanguigno è scarso, le cellule tornano a ciò che Warburg ha definito stato “primitivo”. In sostanza, cominciano a ricavare l’energia dal glucosio anziché dall’ossigeno. Il processo che rende disponibile il glucosio alle cellule è la fermentazione, la quale produce una sostanza chiamata acido lattico. Questo acido riduce ulteriormente l’ossigeno nell’organismo e aumenta i livelli di acidità. La carenza di ossigeno porta le cellule a regredire e, in alcuni casi, a diventare cancerose (per ulteriori informazioni sul legame tra cancro e livelli di ossigeno, v. pag. 78).

A un ambiente povero di ossigeno è altresì imputabile lo sviluppo e la diffusione nell’organismo di microrganismi quali batteri, funghi, muffe, lieviti (inclusa la *Candida albicans*) e virus, che fermentano il glucosio. Inoltre, si riproducono utilizzando i grassi e le proteine necessarie alla rigenerazione cellulare e ad altre funzioni vitali. Così facendo, i microrganismi riescono a diffondersi in tutto il corpo, prendendo di mira aree deboli, intaccando i tessuti e interferendo con i fondamentali processi organici.

Il problema di salute più grave posto dai microrganismi tuttavia non è costituito da questi ultimi, bensì dai prodotti di scarto che producono nel corso del loro ciclo vitale. Anche le loro escrezioni sono acide e inquinano ulteriormente il corpo, invadendo le cellule man mano che vengono espulse nel flusso sanguigno. Con la diffusione dei microrganismi, le malattie si sviluppano e si aggravano nel tempo.

Come determinare il pH

Adesso che conoscete l'importanza dell'equilibrio acido-basico per la salute, probabilmente vorrete sapere come capire se i vostri livelli di pH sono compresi nell'intervallo sano. Fortunatamente, per misurare il pH esistono dei test che possono essere eseguiti da soli oppure da un medico. Qui di seguito illustreremo in dettaglio due procedure comuni.

Esame del pH su plasma venoso

L'esame del pH su plasma venoso fornisce una misurazione accurata del pH ematico, perciò può letteralmente salvare la vita. Tuttavia, l'esame lo può eseguire soltanto un medico o un professionista sanitario, perché richiede un campione di sangue da inviare in laboratorio per un'analisi completa. Qualora decidiate di sottoporvi a questo esame, chiedete che la misurazione includa i centesimi di grado. Una misurazione di 7,36 o 7,25, per esempio, è molto più precisa di 7,3 o 7,2.

Essendo i livelli del pH ematico tanto importanti

per lo stato di salute generale, vi consiglio di includere l'esame del pH su plasma venoso nel vostro check-up annuale. Richiedetelo specificamente al medico, perché di solito non viene eseguito. Pagherete un po' di più, a seconda della regione, ma le informazioni che l'esame fornisce sono preziosissime.

Strisce indicatrici del pH

Se preferite eseguire da soli il test a casa, potete acquistare in farmacia delle strisce indicatrici del pH, reperibili anche nei negozi di articoli sanitari. Queste strisce sono cartine al tornasole che cambiano colore quando entrano in contatto con sostanze acide o alcaline. Nella confezione è incluso un diagramma di colore che permette di inquadrare nella maniera più accurata possibile il pH. In linea generale però, le strisce indicatrici sono meno precise dell'esame ematico.

Diversamente dall'esame sul plasma venoso, le strisce indicatrici richiedono soltanto un campione di saliva o di urina. Dal momento che il pH della saliva può variare notevolmente, io consiglio di usare l'urina. Il test è semplice. Prendete una striscia e bagnatela nell'urina durante la minzione. È sufficiente immergerla rapidamente nel flusso. Il contenuto acido dell'urina reagisce con il pH della striscia, facendo cambiare colore a quest'ultima. Di solito, il rosso e l'arancio indicano acidità, mentre il blu è segno di alcalinità. Ciononondimeno, non tutte le strisce sono uguali, perciò confrontate il colore sulla striscia con il diagramma incluso. Prestate inoltre attenzione alle sfumature, che rivelano valori estremi o lievi del pH. Una leggera sfumatura rossa, per esempio, significa che il corpo è moderatamente iperacido, mentre una sfumatura più intensa indica uno squilibrio più grave.

Dal momento che i valori del pH nell'urina possono variare durante la giornata a seconda degli alimenti ingeriti, il momento migliore per misurarli è il mattino, appena alzati e prima di colazione. Inoltre, poiché il pH dell'urina non fornisce una misurazione esatta dell'equilibrio acido-basico nell'organismo, vi consiglio di eseguire il test per cinque mattine di seguito, in modo da farvi un'idea migliore del vostro pH. Se i valori rimangono compresi tra 7 e 7,5, il vostro organismo presenta un equilibrio acido-basico alquanto sano.

Conclusione

L'equilibrio acido-basico è uno degli elementi chiave di una salute ottimale. Uno squilibrio, se protratto per un lungo periodo, rischia di condurre a patologie degenerative croniche. Non c'è da stupirsi se la sanità debba affrontare costi sempre maggiori.

All'inizio di questo capitolo ho sottolineato come l'alimentazione svolga un ruolo fondamentale nel mantenimento dell'equilibrio acido-basico. Tutto ciò che mangiamo e beviamo promuove o interferisce con l'equilibrio degli acidi e degli alcali nell'organismo, ma purtroppo la tipica alimentazione occidentale è per la maggior parte costituita da cibi acidificanti. Ancor più increscioso è il fatto che molta dell'acqua potabile a disposizione, assai alcalinizzante se purissima, è contaminata da tossine acide.

Per uscire da questa difficile situazione ci sono due modi. Anzitutto occorre correggere la propria alimentazione cosicché sostenga l'equilibrio acido-basico; il capitolo 7 fornisce una gran quantità di informazioni nutrizionali a questo scopo. In secondo luogo, cosa altrettanto importante, è necessario bere acqua sana e pura che non solo sostiene l'equilibrio acido-basico del corpo, ma che contrasta anche il relativo problema della disidratazione cronica. Il capitolo successivo prende in esame l'argomento principale del libro, l'acqua ionizzata, e spiega perché essa costituisce il modo ideale di idratare e alcalinizzare l'organismo.

Capitolo 3

L'ACQUA IONIZZATA, UNA SOLUZIONE AI PROBLEMI DI SALUTE

Bere acqua purificata magari non vi sembrerà una novità, tuttavia costituisce un'abitudine di salute relativamente recente. In risposta alle nuove informazioni sulla vera qualità dell'acqua di rubinetto, il XXI secolo ha visto aumentare in maniera significativa il mercato dell'acqua in bottiglia, come pure quello di altri sistemi di filtraggio e purificazione. Vogliamo proteggerci dalle nocive sostanze chimiche acide e inquinanti che escono dal rubinetto della cucina, per cui l'acqua minerale, l'acqua di fonte e l'acqua alcalinizzata sono alcune delle soluzioni più popolari cui ricorriamo.

Esiste tuttavia una risposta anche migliore, quantunque in genere trascurata, all'acidità e all'impurità dell'acqua. L'acqua ionizzata, che possiede le stesse caratteristiche delle masse d'acqua alimentate dai ghiacciai di varie zone montagnose, è superiore agli altri tipi di acqua in termini di pH, contenuto di minerali e corretta capacità d'idratazione. Grazie ai numerosi progressi tecnologici del secolo scorso, non siamo costretti a trasferirci sull'Himalaya per bere l'acqua più pura. Possiamo infatti ionizzare in qualunque momento l'acqua nella nostra cucina per dissetarci e ogni bicchiere che beviamo contiene svariati benefici per la salute. Questo capitolo illustra una delle più importanti scoperte degli ultimi decenni nel campo della scienza e della medicina alternativa. Come vedremo, l'acqua ionizzata costituisce un efficace rimedio alla disidratazione cronica, allo squilibrio acido-basico e a svariati altri disturbi.

Dall'Hunza alle nostre case

Sebbene l'acqua ionizzata promossa in questo libro sia prodotta con un'apparecchiatura per elettrolisi (v. pag. 60), le sue proprietà benefiche per la salute si riscontrano anche in natura. È stato proprio studiando l'acqua dell'Hunza, una minuscola regione negli anfratti della catena himalayana del Pakistan nordoccidentale, che gli scienziati si sono messi alla ricerca di un modo di riprodurla su larga scala. Il popolo degli Hunza è conosciuto da quasi un secolo per la florida salute e la longevità, giacché gli individui in genere superano i cento anni senza perdita di massa ossea, problemi dentali e patologie degenerative come cardiopatie e tumori. Quando gli è stato chiesto il segreto della robusta salute del suo popolo, un re hunza ha risposto: "È l'acqua".

Quest'affermazione è stata avvalorata da valide ricerche scientifiche avviate dal dottor Henri Coanda, rumeno, principalmente noto per i suoi studi nel campo della dinamica dei fluidi e dell'aeronautica. Il dottor Coanda ha trascorso sessant'anni a esaminare l'acqua dei ghiacciai hunza, per identificarne le proprietà terapeutiche. Ha osservato che la *tensione superficiale* era bassa, cosa che rendeva l'acqua "più umida" e altamente assorbibile (v. pag. 56). Era inoltre presente una struttura cristallina a cluster simile a quella dei fluidi nel corpo umano. Quest'ultima caratteristica era particolarmente importante, perché significava che l'acqua era già compatibile con i processi biologici dell'organismo. Era in tutto e per tutto "acqua viva".

Altri scienziati si sono uniti alle ricerche del dottor Coanda, rendendosi conto che l'"acqua viva" era presente in diverse regioni dove le popolazioni godevano di un'analoga buona salute e di una lunga vita: le Ande, la regione caucasica dell'Asia sudoccidentale e la regione di Shin-Chan in Cina. Hanno inoltre identificato altri tratti distintivi di quest'acqua, tra cui un pH alcalino, un'abbondanza di minerali, un'alta concentrazione d'idrogeno attivo e un potere antiossidante. Secondo logica, il passo successivo è stato quello di scoprire come ricreare tale acqua per renderla disponibile a chiunque nel mondo.

A questo scopo, gli scienziati si sono rivolti agli studi di Michael Faraday, chimico e fisico inglese che nell'Ottocento aveva inventato la prima apparecchiatura per elettrolisi. Quando Faraday era in vita, il suo apparecchio non ha ricevuto un grosso plauso, ma ha rappresentato comunque un'invenzione straordinaria, perché era in grado di separare l'acqua nelle sue componenti d'idrogeno e ossigeno. L'invenzione è tornata in auge ai primi del Novecento, quando alcuni scienziati russi hanno cominciato a fare esperimenti con l'elettrolisi. I metodi emersi dalle loro sperimentazioni sono stati adattati dai ricercatori giapponesi per produrre la prima unità in grado di simulare la ionizzazione "dividendo" elettricamente le molecole d'acqua. Il liquido è stato pertanto diviso in acqua alcalina e acqua acida, filtrata in due camere separate dopodiché studiata attentamente dagli scienziati, i quali hanno osservato la notevole somiglianza con l'acqua degli Hunza per quanto riguarda la struttura, la composizione chimica e le proprietà terapeutiche.

Prima che l'acqua ionizzata fosse considerata sufficientemente sicura per gli esseri umani, sono stati condotti vari esperimenti. Gli scienziati giapponesi hanno somministrato l'acqua alcalina anzitutto alle piante e agli animali, notando positivi cambiamenti di salute in entrambi. I risultati si sono dimostrati particolarmente incoraggianti perché né piante né animali vanno soggetti all'effetto placebo, fattore che di norma va preso in considerazione negli esperimenti scientifici, in quanto può influenzare gli esiti. Alla fine, sono stati in grado di provare che l'acqua ionizzata non solo era adatta al consumo umano, ma portava anche grossi benefici in termini di salute. È stata pertanto dichiarata "acqua funzionale".

Nel 1958 in Giappone sono stati prodotti grandi ionizzatori a uso commerciale, seguiti subito dopo da unità più piccole per privati. Due anni dopo, alcuni medici e agronomi giapponesi hanno fondato un'istituzione dedicata alla ricerca sull'acqua ionizzata. Verso la metà degli anni Sessanta, negli ospedali giapponesi si utilizzavano gli ionizzatori, ritenuti apparecchiature mediche a pieno titolo. Da allora si stima che oltre trenta milioni di giapponesi abbiano usato gli ionizzatori per migliorare il proprio stato di salute.

Negli ultimi decenni l'uso degli ionizzatori si è diffuso a livello mondiale, dalla Corea del Sud negli anni Settanta agli Stati Uniti nel 1985. Il sistema è stato testato da un'équipe di ricerca indipendente a Los Angeles, sulla base degli standard imposti dalla Food and Drug Administration (FDA, ente statunitense di farmacovigilanza e sicurezza degli alimenti), che lo ha infine reputato sicuro e in grado di produrre acqua potabile di qualità superiore. Medici e comuni cittadini americani hanno cominciato a utilizzare gli ionizzatori casalinghi verso gli anni Novanta, ma queste apparecchiature seguitano a essere maggiormente impiegate in altri paesi, quali Australia, Canada e Nuova Zelanda, nonché varie nazioni asiatiche ed europee. Il motivo è che gli americani per la maggior parte non sanno che l'acqua ionizzata costituisce una risorsa ampiamente disponibile, da produrre a casa propria. Come vedremo, il processo di ionizzazione è semplice, rapido e comodo.

Che cos'è la ionizzazione?

Per capire meglio che cosa sia di fatto l'acqua ionizzata occorre una conoscenza di base del processo di ionizzazione. Cominciamo con una formula chimica che di certo conoscerete: H_2O. Questo simbolo chimico rappresenta la composizione dell'acqua, ossia due parti d'idrogeno e una parte di ossigeno. In termini più scientifici, significa che una molecola d'acqua è costituita da due atomi d'idrogeno e un atomo di ossigeno.

Esaminiamo più da vicino questi atomi d'idrogeno e ossigeno per capire la portata della reazione chimica nell'acqua. La composizione di un atomo d'idrogeno è semplicissima. Osservandone uno al microscopio molecolare, vedremmo che il nucleo contiene un solo *protone*, particella con carica positiva. Attorno al nucleo ruota un unico *elettrone*, particella con carica negativa. Al confronto, la costituzione di un atomo di ossigeno è un po' più complessa; il nucleo contiene otto protoni, mentre in orbita vi sono otto elettroni. Il fatto che l'ossigeno abbia elettroni a coppie (in numero pari) e l'idrogeno un solo elettrone (numero dispari) è significativo, come ha ammesso il dottor Hidemitsu Hayashi, direttore del Water Institute of Japan: "Il singolo elettrone dell'idrogeno e gli otto elettroni dell'ossigeno sono alla base della chimica della vita, perché è lì che gli atomi d'idrogeno e di ossigeno si uniscono per formare una molecola d'acqua o si dividono generando ioni".

Il dottor Hayashi sta facendo riferimento al processo di *ionizzazione*, che ha luogo quando un atomo o un gruppo di atomi acquisiscono carica positiva o negativa nel corso di varie reazioni chimiche. La ionizzazione può avvenire in due modi. Un atomo, di solito già instabile a causa di un numero dispari di elettroni, perde elettroni oppure si lega a un altro atomo o una molecola. Ne nasce una particella con carica elettrica chiamata *ione*. La perdita di elettroni da parte di un atomo o di una molecola produce ioni con carica positiva, chiamati *cationi*, mentre l'acquisizione di elettroni genera ioni con carica negativa, gli *anioni*.

Nella reazione chimica dell'acqua a essere ionizzato è l'idrogeno, perché il suo unico elettrone lo rende instabile e più reattivo. I sottoprodotti della ionizzazione in questo caso sono *ioni idrogeno* e *ioni idrossido*. Gli ioni idrogeno, rappresentati dal simbolo H+, sono particelle con carica positiva che si formano quando l'idrogeno perde l'unico elettrone. Come ricorderete dal capitolo 2, l'acqua con un'alta concentrazione di ioni idrogeno (H+) è acida e dunque bevendola il pH del corpo diventa più acido. Al contrario, gli *ioni idrossido* si formano quando un atomo d'idrogeno si lega a un atomo di ossigeno, generando una particella con carica negativa rappresentata dal simbolo OH-. Diversamente dagli ioni idrogeno, un'alta concentrazione di ioni idrossido nell'acqua la rende molto alcalina. Di fatto, gli ioni idrossido vengono considerati un elemento fondamentale della vita, perché contengono energia vitale che possono cedere a qualunque atomo compatibile di qualsiasi organismo vivente, inclusi gli esseri umani.

Come potete capire, la ionizzazione è un processo che ha luogo in maniera naturale e tutta l'acqua potabile è in qualche misura ionizzata. Tuttavia, non basta. L'acqua che descrivo in questo libro è ionizzata mediante lieve processo elettrolitico, che la suddivide nelle sue componenti acide (ioni idrogeno) e alcaline (ioni idrossido), così da massimizzarne le proprietà per la salute. In altre parole, la tecnologia ha permesso di riprodurre il processo di ionizzazione, così da sfruttarne al massimo gli effetti. Le peculiari caratteristiche dell'acqua così creata sono descritte di seguito.

L'acqua ionizzata fa la differenza

Vi sarete ormai resi conto che la ionizzazione produce acqua estremamente alcalinizzante, per l'alta concentrazione di ioni idrossido. L'acqua alcalina aiuta a mantenere in equilibrio il pH dell'organismo e a eliminare le scorie acide da cellule, tessuti e organi. Inoltre, grazie all'alta concentrazione di ioni idrossido, l'acqua alcalina contiene un'energia vitale che la rende un efficace *antiossidante*, sostanza protettiva che previene il verificarsi nel corpo di reazioni potenzialmente nocive (per ulteriori informazioni sull'acqua ionizzata e le sue proprietà antiossidanti, v. cap. 4).

Di recente, i benefici dell'acqua alcalina sono stati maggiormente apprezzati, soprattutto perché sotto i riflettori è finito il contenuto acido dell'acqua di rubinetto. Molti hanno cominciato a bere acqua filtrata, acqua minerale e acqua alcalina in bottiglia, per evitare le dannose sostanze contaminanti e idratare il proprio organismo con acqua più depurante. Considerando i pericoli dello squilibrio acido-basico, altri aggiungono gocce alcalinizzanti e bicarbonato di sodio all'acqua che bevono, per aumentarne il pH. Questi metodi magari migliorano l'alcalinità dell'acqua, ma in termini di benefici per la salute sono ben lontani dall'acqua ionizzata. L'acqua alcalina in bottiglia, per esempio, perde molto del suo potere antiossidante nel periodo che intercorre tra l'imbottigliamento, la distribuzione nei negozi e l'acquisto finale. Inoltre, aggiungere sostanze alcalinizzanti (quali gocce chimiche e bicarbonato di sodio) all'acqua fondamentalmente non ne modifica la costituzione. Diversamente dall'acqua ionizzata, la struttura della semplice acqua "alcalinizzata" rimane la stessa.

La chiave per migliorare la qualità complessiva dell'acqua è l'*elettrolisi*, il processo che ha luogo con uno ionizzatore. In pratica, si ricorre alla scienza per riprodurre una sostanza presente in natura. Quando riceve una carica elettrica, l'acqua viene modificata in profondità e acquisisce le seguenti proprietà:

- **Struttura a cluster** L'acqua ionizzata presenta una struttura più piccola di quella delle altre acque, essendo composta da cluster di quattro o sei molecole d'acqua (rispetto alle solite dieci o quindici). Queste dimensioni significativamente inferiori permettono all'organismo di assorbirla in maniera più facile ed efficiente, espellendo così le tossine da cellule e tessuti (v. riquadro a pag. 57). Per di più, l'angolo dei legami molecolari tra gli atomi di ossigeno e d'idrogeno accresce l'ossigenazione del corpo.

- **Carica elettrica** L'acqua ionizzata è l'unico tipo d'acqua in grado di mantenere una carica elettrica, ragion per cui è più vitale e conduttiva. Grazie a questa carica elettrica, l'acqua ionizzata è efficientissima nel portare ossigeno e sostanze nutritive alle cellule del corpo.

- **Forma esagonale** Diversamente dalle altre acque, le molecole di acqua ionizzata hanno la forma di esagoni, a sei lati. Questa forma caratteristica permette all'acqua di spostarsi rapidamente nel corpo, trasportando più ossigeno e sostanze nutritive. A sua volta, ciò accresce la pulizia interiore, l'attività metabolica, la funzionalità cellulare e l'energia.

- **Legami idrogeno** L'acqua ionizzata è principalmente composta da legami idrogeno, che potenziano e sostengono tutte le funzioni vitali dell'organismo a livello cellulare.

- **Spin levogiro** Gli elettroni delle normali molecole d'acqua ruotano in senso orario (destrogiro), mentre quelli dell'acqua ionizzata hanno spin levogiro (verso sinistra). Questa rotazione indica che l'acqua ionizzata contiene energia, ossia è attiva, vitale e, pertanto, in grado di potenziare il benessere.

- **Bassa tensione superficiale** Con tensione superficiale si indica la tendenza dei liquidi a formare una "pellicola" a livello molecolare, che permette a molti oggetti di galleggiare sulla superficie dell'acqua. Se l'acqua possiede una tensione superficiale bassa, le molecole sono più elastiche e meno coesive, il che consente all'acqua di fluire rapidamente attraverso l'organismo, penetrando senza problemi in cellule e tessuti.

- **Carica positiva** La carica positiva dell'acqua ionizzata le permette di migliorare in maniera significativa la comunicazione cellulare, un vantaggio che nessun altro tipo d'acqua è in grado di fornire.

- **Purezza** L'acqua ionizzata è considerata pura perché non contiene l'impronta della frequenza elettromagnetica riscontrata in quasi tutti gli altri tipi d'acqua, soprattutto nelle acque nere che molte città riciclano. Si tratta di impronte tossiche che vengono eliminate durante il processo di ionizzazione.

Queste caratteristiche sono proprie dell'acqua presente in zone dotate di fonti pure, come la valle dell'Hunza. Per riportare la nostra acqua a uno stato più naturale, noi abbiamo bisogno della tecnologia. Gli ionizzatori eseguono l'elettrolisi e filtrano l'acqua, cosa che li rende un metodo di filtraggio davvero vincente, come pure uno dei migliori investimenti per la nostra salute.

AGRE, ACQUAPORINE E ACQUA IONIZZATA

Come affermato a pag. 55, i micro-cluster che hanno luogo durante il processo di ionizzazione producono un'acqua dal grande potere idratante. Per comprenderne il motivo è necessario fare la conoscenza con le ricerche del dottor Peter Agre, che nel 2003 ha vinto il Nobel per la chimica scoprendo in che modo l'acqua penetra nelle cellule umane.

In precedenza gli scienziati ritenevano che l'acqua si spostasse attraverso le membrane cellulari proprio come quando penetra in un tessuto. Il dottor Agre ha invece scoperto che l'acqua penetra attraverso piccoli pori chiamati *acquaporine*, formati da proteine e presenti su tutta la parete cellulare. Le acquaporine conducono in maniera selettiva le molecole d'acqua dentro e fuori dalle cellule, impedendo nel contempo il passaggio di ioni e di altro materiale solubile, tra cui il fluoruro e le impurità presenti nell'acqua di rubinetto. La cosa sorprendente è che nella parete cellulare può penetrare una sola molecola d'acqua alla volta, il che è importante per lo studio dell'acqua ionizzata. Dal momento che il processo di ionizzazione riduce i cluster dell'acqua a un terzo delle dimensioni normali, l'acqua ionizzata possiede molecole di grandezza più adatta alle acquaporine rispetto all'acqua normale. Può pertanto attraversarle facilmente, idratando cellule e tessuti.

Funzionamento dello ionizzatore

Uno ionizzatore non è un tradizionale filtro per l'acqua. Di recente distillatori e filtri a osmosi inversa (RO) sono diventati popolari ma, come molti professionisti in campo sanitario sanno, non costituiscono un'efficace soluzione all'acidità e alla contaminazione dell'acqua. L'acqua potabile distillata rischia in realtà di fare più male che bene, essendo stata privata dei minerali vitali. Inoltre, benché i filtri a osmosi diversa eliminino numerose sostanze tossiche, sono assai dispendiosi e non riducono significativamente l'acidità dell'acqua. Come ho accennato in precedenza, la chiave per migliorare con certezza la qualità dell'acqua potabile è l'elettrolisi. Il processo di elettrolisi svolto dagli ionizzatori modifica la struttura dell'acqua e la divide nelle sue caratteristiche alcaline e acide. Esaminiamo in breve come funziona uno ionizzatore.

È anzitutto importante menzionare che gli ionizzatori oggi prodotti sono semplici da installare e di dimensioni sufficientemente ridotte per un ripiano in cucina (al cap. 8 è riportata una guida agli ionizzatori). L'illustrazione a lato fornisce un'idea generale dell'aspetto di queste unità.

Di solito gli ionizzatori sono regolabili, perciò è possibile scegliere in anticipo il livello di alcalinità o acidità dell'acqua prodotta (il pH può variare da 10 a 2).

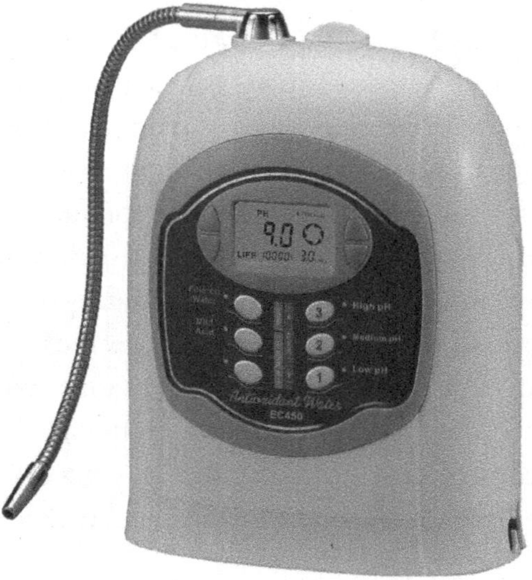

Uno ionizzatore

Aprendo il rubinetto, l'acqua viene convogliata attraverso un tubo di plastica nello ionizzatore, grazie a uno speciale erogatore da inserire nel rubinetto. Una volta giunta nell'unità ionizzante, l'acqua passa attraverso un filtro a carboni attivi che rimuove sostanze chimiche e altri elementi inquinanti. A questo punto, entra in una camera che contiene elettrodi di titanio rivestiti di platino, con carica positiva e negativa. Dentro questa camera l'acqua viene sottoposta al processo di elettrolisi.

Durante l'elettrolisi avvengono due diversi processi. Innanzitutto gli ioni positivi (cationi) dell'acqua si accumulano attorno agli elettrodi con carica negativa, il che produce un'acqua molto alcalina, con microcluster. Quest'acqua, ottima da bere, fuoriesce dall'erogatore dell'unità ionizzante. Contemporaneamente, gli ioni negativi (anioni) dell'acqua si accumulano attorno agli elettrodi con carica positiva e producono acqua acida, che viene svuotata nel lavello attraverso un altro tubo. Come vedremo nel capitolo 6, quest'acqua acida è utile in vari modi per uso esterno, per esempio l'igiene e la cura della pelle.

L'intero processo, dal momento in cui apriamo il rubinetto fino a quando l'acqua fuoriesce dai rispettivi erogatori, richiede appena uno o due minuti. La cosa migliore è che, una volta installata l'unità, per usarla basta solo aprire il rubinetto. Cosa potrebbe esserci di più semplice? Uno ionizzatore casalingo consente di bere acqua nella sua forma più pura in qualunque momento.

SUCCHI GASTRICI E ACQUA ALCALINA

Quando parlo dei benefici dell'acqua alcalina ionizzata, invariabilmente mi vengono chieste informazioni sui succhi gastrici. Di solito la domanda è la seguente: "Gli acidi dello stomaco non neutralizzano forse l'acqua alcalina, cancellandone i benefici?". La risposta è no. Quantunque la pubblicità in televisione voglia suggerirci il contrario, lo stomaco in genere è vuoto. Un alto livello di succhi gastrici si produce solo in presenza di cibo, soprattutto di cibo acido ad alto contenuto di grassi e proteine. L'acqua pertanto non stimola la secrezione dei succhi gastrici, bensì attraversa semplicemente lo stomaco per entrare nell'intestino tenue, dove viene assorbita.

Anche quando nello stomaco sono presenti acidi, i benefici dell'acqua alcalina ionizzata non subiscono battute d'arresto. Il motivo è che quest'acqua penetra anche nel flusso sanguigno e viene trasportata a cellule, tessuti e organi. Inoltre, lo stomaco controbilancia gli acidi producendo in ugual misura alcali, che passano poi nel flusso sanguigno. Pertanto, anche se l'acqua alcalina ionizzata fosse neutralizzata nello stomaco, l'organismo ne ricaverebbe comunque una buona alcalinità.

Conclusione

È probabile che l'acqua ionizzata rappresenti lo strumento più trascurato nella lotta contro la combinazione di disidratazione cronica e squilibrio acido-basico. Bere acqua sottoposta a un processo di elettrolisi e filtraggio in uno ionizzatore è come bere l'acqua fresca dei ghiacciai nella valle dell'Hunza, dove la stragrande maggioranza della popolazione gode di una lunga vita priva di malattie croniche. Grazie al lavoro innovativo di vari scienziati in tutto il mondo, è ora possibile per chiunque bere acqua altamente alcalina, ricca di minerali, sostanze nutritive e antiossidanti, senza nemmeno spostarsi da casa. Le caratteristiche strutturali e chimiche dell'acqua ionizzata, sia acida sia alcalina, la rendono un elemento unico che può dimostrarsi un vero asso nella manica per la nostra salute. Consumare acqua alcalina ionizzata serve a prevenire e trattare le malattie. Il capitolo successivo esaminerà dunque le due principali forze alla base delle sue proprietà: l'alcalinità e il potere antiossidante.

Capitolo 4

L'ACQUA IONIZZATA: DUE ASPETTI FONDAMENTALI

Come abbiamo visto nel capitolo precedente, l'acqua alcalina ionizzata è identica all'"acqua viva" dei ghiacciai e di molte altre fonti naturali. Quest'acqua viene definita "viva" per la sua somiglianza strutturale e chimica con i fluidi presenti nelle vie vascolari, i canali attraverso cui sostanze nutritive e altri elementi vitali vengono trasportati nelle piante e negli animali, inclusi gli uomini. In altre parole, l'acqua viva risponde ai nostri bisogni e processi biologici, promuovendo un ottimale benessere.

La capacità dell'acqua viva e pertanto dell'acqua alcalina ionizzata di produrre benessere è stata dimostrata in vari modi (v. cap. 5), gran parte dei quali affonda le radici in due aspetti fondamentali. L'acqua ionizzata agisce come un potente antiossidante e, grazie all'alto pH alcalino, accresce l'ossigenazione del corpo. Bere acqua alcalina ionizzata aiuta il sistema a combattere le malattie e lo arricchisce di ossigeno, cosa che permette all'organismo di conservare l'equilibrio, funzionare in maniera corretta e in linea generale mantenere un buono stato di salute. Va notato che gli antiossidanti e un adeguato livello di ossigeno possono fare molto anche per la prevenzione del cancro, perché le cellule tumorali prosperano in ambienti poveri di ossigeno, dove si diffondono senza problemi. Questo capitolo offre una panoramica dei due principali benefici dell'acqua ionizzata, ossia il potere alcalinizzante e quello antiossidante, per aiutarvi a capire meglio come e perché bere acqua ionizzata può alleviare e persino prevenire le condizioni discusse nei capitoli successivi.

Antiossidanti e acqua ionizzata

Come abbiamo già accennato, un *antiossidante* è una molecola o una sostanza che impedisce il verificarsi di reazioni chimiche potenzialmente nocive del corpo. Nella fattispecie, gli antiossidanti ostacolano il processo di *ossidazione*, causato da molecole o atomi instabili e altamente reattivi detti ossidanti o *radicali liberi*. I radicali liberi costituiscono un normale sottoprodotto di processi organici quali la digestione e la respirazione oppure si formano in conseguenza dell'assunzione di vari farmaci, del fumo o dell'eccessiva esposizione alla luce del sole e all'inquinamento ambientale. Chimicamente instabili a causa di un insufficiente numero di elettroni nell'orbita esterna, i radicali liberi pattugliano senza sosta l'organismo alla ricerca di elettroni da "rubare". Così facendo, pregiudicano pressoché qualunque materia con cui entrano in contatto, fino a quando riescono a sottrarre un elettrone da un altro atomo o da un'altra molecola. Con il tempo, il danno complessivo inflitto può risultare grave ed esteso. Per fornirvi un quadro più completo, l'ossidazione equivale ad avere in casa qualcuno che, con un martelletto, colpisce tutto ciò che gli capita a tiro. Benché ciascun singolo colpo di martello provochi un danno minimo, in breve tempo l'intera casa viene distrutta. Quando i radicali liberi si attaccano a una cellula sana, per esempio, rischiano di provocare grossi danni a organi e tessuti, dando luogo a condizioni tra cui patologie cardiovascolari, disturbi neurologici, diabete di tipo 2 e molte altre.

È qui che entrano in gioco gli antiossidanti e la loro funzione è esattamente quella descritta dal nome: impediscono l'ossidazione. Mentre gli ossidanti o radicali liberi sono privi di un elettrone, gli antiossidanti ne hanno uno in più nell'orbita esterna, che sono in grado di "cedere" senza diventare essi stessi instabili. Pertanto, quando un ossidante e un antiossidante si incontrano, si verifica uno scambio di elettroni che riesce a neutralizzare il potenziale distruttivo dell'ossidante. Il radicale libero viene stabilizzato, arrestando così ogni ulteriore danno ossidativo. Un numero sufficiente di antiossidanti permette di far regredire i danni inflitti al corpo.

Lo scambio di elettroni tra un antiossidante e un radicale libero viene definito reazione di ossidoriduzione o redox. In pratica, la riduzione è l'opposto dell'ossidazione: durante una reazione ossidativa gli elettroni vengono sottratti, mentre in una reazione redox vengono aggiunti. L'aggiunta di un elettrone a un atomo o a una molecola significa che l'energia si trasferisce alla molecola che viene ridotta o neutralizzata. Quindi una sostanza dotata di potenziale riduttivo (la capacità di proteggere dall'ossidazione) è in grado di donare energia all'organismo attraverso gli elettroni in più che contiene. Questa capacità è determinata da un'unità di misura chiamata *potenziale di ossidoriduzione* (ORP) o potenziale redox. Il potenziale redox viene quantificato in *millivolt* (mV), ossia un millesimo di volt. Lo zero è neutro, le cifre positive (sopra lo zero) indicano potenziale di ossidazione e quelle negative (sotto lo zero) potenziale di riduzione, la capacità di agire da antiossidante.

Il corpo produce da sé gli antiossidanti, ma questa capacità si indebolisce con l'età e l'organismo rischia di non produrne abbastanza da compensare l'abbondanza di radicali liberi. Per questo motivo è importante integrare le risorse del corpo con alimenti e bevande nutrienti, ricchi di antiossidanti (v. riquadro a pag. 70). Quando si parla di potenziale redox, tuttavia, nessuna sostanza è paragonabile all'acqua alcalina ionizzata. Diversamente dall'acqua di rubinetto, con un ORP da +400 a +500 mV, e dall'acqua minerale, con +200 mV, l'acqua alcalina ionizzata presenta un incredibile potenziale redox da -250 a -350 mV. In altre parole, se l'acqua di rubinetto è ossidante, l'acqua alcalina ionizzata è antiossidante, perché abbonda di elettroni extra con i quali riesce a contrastare i radicali liberi, proteggendo così cellule, tessuti e organi da malattie e infezioni.

La superiorità dell'acqua alcalina ionizzata rispetto agli antiossidanti alimentari nasce dal processo di elettrolisi con cui viene prodotta. In questo processo le molecole dell'acqua ricevono elettroni in più, cosa che permette loro di stabilizzare i radicali liberi trovati. Inoltre, come ricorderete dal capitolo 3, l'elettrolisi riduce le dimensioni dei cluster nelle molecole dell'acqua. Dimensioni più compatte associate a un peso molecolare inferiore significano che l'acqua può diffondersi nel corpo in maniera più efficiente, raggiungendo tutte le cellule e tutti i tessuti più rapidamente delle altre sostanze.

Il peso molecolare degli antiossidanti comunemente presenti nelle fonti alimentari (per esempio betacarotene, vitamina C e vitamina E) è quasi nove volte maggiore di quello dell'acqua alcalina ionizzata. I suddetti antiossidanti pertanto non permeano altrettanto facilmente o rapidamente le cellule.

L'elevato potenziale redox dell'acqua alcalina ionizzata non è paragonabile a quello di nessun altro tipo d'acqua. Ogni volta che beviamo un bicchiere di quest'acqua neutralizziamo pericolosi radicali liberi, potenziando così il sistema immunitario. Si tratta di un fatto fondamentale nel trattamento e nella prevenzione di varie condizioni, molte delle quali saranno discusse nel prossimo capitolo. Rivolgiamoci ora all'altra fondamentale proprietà dell'acqua alcalina ionizzata: il positivo influsso sull'ossigenazione del corpo.

ELIMINARE I RADICALI LIBERI CON IL CIBO

Data l'importanza degli antiossidanti per il nostro benessere, prestigiose organizzazioni sanitarie statunitensi quali l'American Heart Association o l'American Cancer Society raccomandano di seguire un'alimentazione prevalentemente costituita da alimenti ricchi di antiossidanti. Benché l'acqua alcalina ionizzata costituisca nel complesso un antiossidante più potente, consumare alimenti che contengano significative quantità di betacarotene, selenio, vitamina C e vitamina E permette di irrobustire ulteriormente il sistema immunitario contro malattie e infezioni. Riportiamo qui sotto un elenco di alcune delle maggiori fonti alimentari di antiossidanti in ordine di quantità contenuta, sulla base di un recente studio del dipartimento statunitense per le politiche agricole (USDA).

- Legumi (fagioli rossi, borlotti e neri)
- Frutti di bosco (more, mirtilli, mirtilli rossi, lamponi, fragole)
- Fondi di carciofo cotti
- Prugne secche
- Mele (con la buccia, in particolare Gala, Granny Smith e Delicious rosse)
- Frutta secca, in particolare nocciole, noci e noci pecan

- Ciliegie
- Susine
- Patate Russet
- Spezie quali cannella, origano e chiodi di garofano macinati

Alcalinità, "vitamina O" e acqua ionizzata

Assieme all'acqua, l'ossigeno è la principale fonte di vita del corpo. Costituisce all'incirca il sessantacinque per cento degli elementi presenti nell'organismo, tra cui sangue, cellule, tessuti, organi e pelle. È anche strettamente legato a quasi tutte le attività fisiologiche, perché alimenta le fabbriche di energia cellulare (i mitocondri) in qualità di fondamentale componente dell'*adenosina trifosfato* (*ATP*), la valuta energetica del corpo. L'ossigeno è una delle principali linee di difesa contro i microorganismi nocivi ed ecco perché una sua carenza è stata associata sia a infezioni comuni sia a patologie gravi come il cancro. Per di più, a una scarsa presenza di ossigeno nel corpo possono essere legati disturbi del sonno, dell'umore, ipertensione e persino Alzheimer. Per questi e molti altri motivi, i medici spesso definiscono l'ossigeno "vitamina O", definizione che ne comunica in maniera accurata l'importanza per la salute e il benessere.

Quando il pH del sangue diventa troppo acido, i livelli di ossigeno nel corpo calano. L'acidità aumenta la viscosità del sangue, interferendo con la circolazione e l'assimilazione di ossigeno, il quale viene trasportato e condotto a cellule e tessuti con l'emoglobina. Il termine scientifico che indica la capacità del sangue di portare l'ossigeno a livello cellulare è *curva di dissociazione dell'ossiemoglobina* e un'alterazione persino minima del pH è in grado di ripercuotersi su questa capacità. Pur se il sangue ne è saturo, in mancanza di alcalinità del pH l'ossigeno non può essere liberato (o dissociato) dall'emoglobina. Allorché tale capacità è ostacolata o impedita, le cellule perdono il potere di autoripararsi ed eliminare le scorie, il che può condurci ad avvertire stanchezza e forse altri sintomi (v. riquadro a pag. 73). Ben presto i tessuti del corpo subiscono gli effetti nocivi della carenza di ossigeno e diventano più soggetti all'infezione dei microrganismi patogeni. Tra le patologie degenerative croniche che possono svilupparsi vi è il cancro, argomento di cui parleremo in maggior dettaglio a pag. 78.

Il rapporto tra ossigenazione ed equilibrio del pH è uno dei motivi principali per cui bere acqua alcalinizzata fa tanto bene: stiamo di fatto soddisfacendo contemporaneamente i due bisogni primari dell'organismo, ossia acqua pura e ossigeno. Inoltre, come forse ricorderete dal capitolo 3, la particolarità di forma e struttura della costituzione molecolare dell'acqua rende quest'ultima favorevole all'ossigenazione del corpo, essendo facilmente trasportata dal sangue e assorbita dalle cellule. Inoltre, la carica elettrica che l'acqua riceve dall'elettrolisi ne aumenta la capacità di penetrare in cellule e tessuti, così da fornire loro materiali vitali. In abbinamento all'alcalinità, le proprietà strutturali e chimiche dell'acqua alcalina ionizzata aumenteranno i livelli di ossigeno nell'organismo ogni volta che la beviamo, riducendo pertanto il rischio di numerose condizioni mediche come quelle elencate di seguito.

AVETE UNA CARENZA DI "VITAMINA O"?

L'ossigeno è essenziale non solo per la sopravvivenza, ma anche per l'ottimale funzionamento del corpo. In uno stato di riposo, l'adulto medio richiede all'incirca una tazza di ossigeno al minuto. Nei periodi di attività energica, la quantità di ossigeno necessario arriva a oltre sette litri al minuto. È chiaramente essenziale essere sempre ben ossigenati.

Purtroppo, a causa dell'elevato tasso di acidosi nella popolazione, molti presentano una carenza di ossigeno senza rendersene conto. Ecco alcuni dei più comuni segni della suddetta carenza:

- Capogiri
- Dolori muscolari
- Irritabilità
- Problemi circolatori
- Scarsa concentrazione
- Tendenza a malattie quali raffreddori e influenza
- Depressione
- Infezioni
- Perdita di memoria
- Problemi digestivi
- Stanchezza

In presenza di uno qualunque di questi sintomi è opportuno rivolgersi al medico. Per determinare i livelli di ossigeno nell'organismo si può ricorrere a un esame del sangue. Il sangue ricco di ossigeno è di color rosso acceso, mentre un rosso più cupo indica un'ossigenazione inadeguata.

L'ossigeno e la salute

Ora che sappiamo come equilibrio acido-basico e ossigenazione siano associati non solo tra loro ma anche a un buono stato di salute, è giunto il momento di osservare più da vicino i problemi medici che possono insorgere con inadeguati livelli di alcalinità e dunque di ossigeno. Ne subiscono le conseguenze il sistema immunitario, la funzionalità cognitiva, la salute cardiovascolare e la capacità del corpo di combattere il cancro. Il loro rapporto con una sufficiente ossigenazione e, per estensione, con l'equilibrio acido-basico è discusso di seguito.

Funzionalità immunitaria

Numerosi fattori contribuiscono a una sana funzionalità immunitaria, tra cui un'alimentazione nutriente e ben bilanciata, esercizio fisico e sonno in abbondanza, come pure una corretta gestione dello stress. Ciononondimeno, il miglior scudo protettivo contro batteri nocivi, funghi, parassiti e virus è un'adeguata fornitura di ossigeno. Quando il corpo è in uno stato *aerobico* (ricco di ossigeno), riesce a difendersi in maniera migliore dall'offensiva dei microbi, giacché questi non possono sopravvivere a lungo in un ambiente ben ossigenato. Il sangue ricco di ossigeno è un elemento fondamentale di un sano sistema immunitario, perché i microorganismi si indeboliscono e muoiono anziché attaccare le cellule.

Un ambiente interno *anaerobico* (carenza di ossigeno), invece, permette agli agenti patogeni di prosperare e recare danno a cellule e tessuti. La stragrande maggioranza di chi presenta gravi condizioni di salute solitamente si trova in uno stato anaerobico cronico.

Di fatto, è possibile far regredire il corso di numerose malattie semplicemente ripristinando lo stato aerobico nel corpo, il che ovviamente significa anche ripristinare l'equilibrio del pH.

Funzionalità cerebrale

Il cervello richiede all'incirca il venti per cento di tutto l'ossigeno che incameriamo ogni giorno. Se non c'è abbastanza ossigeno, si manifestano ben presto vari sintomi: scarsa concentrazione, smemoratezza e altre difficoltà cognitive, come pure sbalzi d'umore, irrequietezza e senso d'ansia o depressione. Può anche comparire apnea notturna, a causa di un'insufficiente quantità di ossigeno al cervello. Viceversa, le ricerche hanno dimostrato che se la quantità di ossigeno è elevata, le funzioni mentali come la memoria ne risultano potenziate.

Recenti studi hanno inoltre suggerito che la carenza di ossigeno possa essere una delle principali cause della malattia di Alzheimer. Uno di questi studi è l'esperimento condotto nel 2006 presso il Brain Research Center dell'Università della Columbia Britannica in Canada, in cui un'équipe di ricerca ha analizzato gli effetti di vari livelli di ossigeno sul cervello dei topi. È stato scoperto che una carenza di ossigeno induceva il gene BACE1, negli esseri umani associato all'Alzheimer, a produrre più placche beta-amiloidi, depositi di proteine collegati allo sviluppo della malattia. Sulla base di queste scoperte, gli scienziati hanno concluso che esiste una correlazione tra adeguati livelli di ossigeno e rischio di Alzheimer.

Contrariamente alle credenze popolari, respirare ossigeno puro non costituisce un modo sicuro o efficace di migliorare la funzionalità e i livelli di ossigeno del cervello, anzi, rischia persino di provocare danni. Il modo migliore per garantirsi che il cervello riceva l'ossigeno necessario consiste nel mantenere uno stato di equilibrio del pH attraverso l'alimentazione e l'assunzione d'acqua, come pure svolgendo attività fisica aerobica.

Salute cardiovascolare

Come qualsiasi altro muscolo del corpo, il cuore lavora in maniera efficiente soltanto se riceve un'adeguata quantità di ossigeno. Inoltre, richiede più ossigeno degli altri muscoli, essendo direttamente incaricato a inviare ossigeno agli organi pompando sangue. Dato il fondamentale ruolo che il cuore svolge nella distribuzione dell'ossigeno, è assai comune che i dottori controllino i livelli di ossigeno nel sangue del cuore.

Somministrare ossigeno a chi ha subito un infarto o un ictus costituisce una prassi medica convenzionale e spesso si ricorre all'ossigenoterapia a lungo termine per trattare chi soffre di cardiopatia cronica.

L'acqua alcalina ionizzata rappresenta un rimedio ideale per i problemi cardiaci derivanti da scarsi livelli di ossigeno, perché la disidratazione cronica è spesso legata a disturbi cardiovascolari come ipertensione e colesterolo elevato. In altre parole, bere acqua alcalina ionizzata permette di idratarsi e *nel contempo* di ossigenare l'organismo, fornendogli così i due ingredienti essenziali per mantenere in salute il cuore.

Prevenzione oncologica

Nel mondo occidentale il cancro è una delle principali cause di morte, seconda soltanto alle cardiopatie e temuta più di ogni altra. Ogni anno in America oltre un milione di individui riceve una qualche diagnosi di tumore e più di mezzo milione ne muore. Tra le possibili cause sono stati citati fattori interni come la genetica e le anomalie ormonali, ma anche esterni come le radiazioni, le tossine e gli agenti infettivi. Tuttavia, secondo il medico tedesco Otto Heinrich Warburg, esiste un'unica causa, ossia "nelle normali cellule l'ossigenazione viene sostituita dalla fermentazione dello zucchero". Secondo Warburg, che ha ottenuto il premio Nobel per la medicina, la proliferazione delle cellule tumorali è direttamente legata a scarsi livelli di ossigeno perché, come lui stesso ha scoperto, le cellule anomale prosperano in ambienti poveri di ossigeno.

Il dottor Warburg ha concluso che la crescita e la diffusione delle cellule tumorali può essere attribuita a un processo chiamato *glicolisi*, che ha luogo quando le cellule povere di ossigeno tornano a uno stato "primitivo" o malsano e cominciano a ricavare l'energia dal glucosio (mediante fermentazione) anziché dall'ossigeno. Oggi la medicina convenzionale riconosce che le cellule tumorali producono energia tramite glicolisi, ma non ha ancora accettato la teoria di Warburg secondo cui la glicolisi costituisce anche la principale causa dello sviluppo del cancro. Ciononondimeno, le tecniche di segnalazione diagnostica del cancro come la tomografia a emissione di positroni (PET) spesso implicano la valutazione di come il corpo utilizza il glucosio.

Gli studi del dottor Warburg hanno fatto sì che il legame tra cancro, ossigeno ed equilibrio acido-basico venisse ampiamente riconosciuto. Oltre alle sue ricerche sulla glicolisi, ha scritto parecchio sul rapporto tra ossigeno e pH, che ha osservato essere direttamente proporzionale: maggiore è la concentrazione di molecole di ossigeno, più alto (più alcalino) è il pH e viceversa. Le sue scoperte hanno permesso a vari scienziati e oncologi specializzati in medicine alternative di sviluppare terapie e metodi di trattamento basati sull'ossigeno.

Prevenire il cancro è comunque più facile che curarlo. È qui che entra in gioco l'acqua alcalina ionizzata. Già sappiamo che l'elevata alcalinità dell'acqua ionizzata accresce i livelli di ossigeno nel corpo e nel contempo agisce per ripristinare l'equilibrio acido-basico, ambedue salutari condizioni che alimentano la resistenza ai tumori. Inoltre, l'acqua alcalina ionizzata contribuisce a prevenire la fermentazione nociva riducendo la quantità di *metaboliti*, sottoprodotti potenzialmente dannosi della digestione, nel tratto gastrointestinale. Impedendo il processo di fermentazione, l'acqua alcalina ionizzata ostacola anche la glicolisi, la reazione chimica che alimenta la crescita tumorale. Le proprietà antitumorali dell'acqua alcalina ionizzata verranno illustrate in maggior dettaglio al capitolo 5.

Conclusione

Anche se la buona salute dipende da vari fattori, l'acqua alcalina ionizzata contribuisce ad alcuni dei più basilari e importanti. La sua efficacia come antiossidante, unita all'alto valore del pH, le conferisce un potere rivitalizzante ed efficace contro le malattie. Grazie a questi elementi fondamentali, neutralizza i radicali liberi, sostiene l'equilibrio acido-basico e ossigena il corpo, tutti aspetti che creano un ambiente avverso ai microrganismi nocivi. Per questo motivo, bere acqua alcalina ionizzata può costituire un efficace strumento per ridurre il rischio di disfunzioni cognitive (inclusa la malattia di Alzheimer), cardiopatie e persino tumori. Insomma, l'acqua alcalina ionizzata è davvero un'"acqua viva"; il principale motivo sta nel suo potere antiossidante e nell'elevato pH. Conoscere questo aspetto è fondamentale per capire gli altri benefici dell'acqua alcalina ionizzata, i quali derivano direttamente o indirettamente dalle caratteristiche discusse nel capitolo. Quando si tratta di prevenire le malattie e conservare un buono stato di salute, bere acqua alcalina ionizzata può fare davvero la differenza.

Capitolo 5

I BENEFICI DELL'ACQUA ALCALINA IONIZZATA

Il compianto dottor Mu Shik Jhon, scienziato coreano tra i maggiori esperti mondiali di acqua ionizzata, una volta ha scritto: "Non tutta l'acqua è uguale; a determinare la salute o la malattia è in ultima analisi la sua struttura nel nostro corpo". Come ora sappiamo, l'acqua alcalina ionizzata promuove la salute e contrasta le malattie: idrata, alcalinizza e ossigena l'organismo agendo nel contempo da potente antiossidante. Le sue peculiari caratteristiche, quali le ridotte dimensioni dei cluster e la struttura esagonale, non si riscontrano in nessun altro tipo d'acqua tranne quello di zone come la valle dell'Hunza, dove l'acqua viene ricavata direttamente dai ghiacciai. L'acqua alcalina ionizzata è "viva" e può aiutare *anche voi* a condurre una vita più lunga e sana. Questo capitolo prende in esame le principali malattie e condizioni debilitanti che l'acqua alcalina ionizzata è in grado di prevenire e di alleviare. Gran parte delle suddette condizioni costituisce un grave pericolo per la salute, per esempio tumori e diabete di tipo 2, che colpiscono una fetta sempre più ampia di popolazione.

Allergie

Per comprendere in che modo l'acqua alcalina ionizzata si rapporta alle allergie, occorre innanzitutto capire cos'è l'*istamina*, una sostanza chimica cerebrale che, tra le altre funzioni, si occupa delle risposte immunitarie e dei segnali della sete. L'istamina viene secreta in presenza di un bisogno fisiologico, sia esso cibo, acqua o una difesa contro un agente potenzialmente dannoso. Questa sostanza chimica viene altresì prodotta durante una reazione allergica, ossia la risposta immunitaria scatenata da elementi, per esempio frutta secca o ambrosia, che non dovrebbero costituire un pericolo. Ecco perché le allergie sono considerate disturbi autoimmuni e trattate con antistaminici per tenere sotto controllo e contrastare le reazioni allergiche.

Tuttavia, gli antistaminici possono anche provocare disidratazione, interferendo con il meccanismo della sete. Questo fatto ha portato vari medici, tra cui il dottor Batmanghelidj (menzionato al capitolo 1), alla conclusione che le allergie si possono trattare aumentando il consumo d'acqua. Idratare il corpo inibisce l'eccessiva produzione e secrezione d'istamina, arrestando pertanto la comparsa di reazioni allergiche. Secondo il dottor Batmanghelidj, "il rapporto tra acqua e istamina è stato dimostrato in vari esperimenti sugli animali. È ora fisiologicamente chiaro che l'acqua da sola possiede grandissime proprietà antistaminiche". In parole povere, aumentare l'assunzione d'acqua può alleviare, se non addirittura eliminare, allergie e asma.

Grazie alla maggior assorbibilità dell'acqua ionizzata, appare logico che siano maggiori anche i suoi effetti antistaminici. Inoltre, l'alcalinità e il potere antiossidante di quest'acqua la rendono più efficace nella lotta contro le allergie, le quali spesso si accompagnano a un'iperacidificazione e scarsi livelli di minerali alcalinizzanti nell'organismo. Di fatto, le suddette condizioni sono spesso esse stesse in primo luogo causa di allergie, perché indeboliscono le difese immunitarie. L'acqua alcalina ionizzata potenzia l'immunità grazie al contenuto di calcio ionizzato, minerale che contrasta le tossine e bilancia l'acidità, accrescendo a sua volta la resistenza alle allergie.

Le proprietà terapeutiche dell'acqua alcalina ionizzata sono state ampiamente studiate, testate e osservate da vari medici, quali il dottor Kunikaka Hironaga, a capo del Kunikaka Hospital in Giappone, che ha sperimentato di persona gli effetti curativi dell'acqua. Ecco cosa riferisce: "Fin da quando ho cominciato a consumare acqua antiossidante, [la mia] allergia è guarita". Il dottor Hironaga ha prescritto un regime a base di acqua alcalina ionizzata anche a uno dei suoi pazienti, per trattarne la grave allergia. L'esperimento ha avuto successo e non si è verificata nessuna ricaduta. Da allora, scienziati e medici hanno riscontrato che vari altri casi di allergia rispondono bene all'acqua alcalina ionizzata.

Artrite e dolori articolari

L'artrite e i dolori articolari costituiscono due tra i più frequenti disturbi di salute. Secondo i Centers for Disease Control and Prevention, organismo statunitense di controllo della sanità pubblica, il numero di individui affetti da queste invalidanti patologie negli Stati Uniti è passato da quarantasei a cinquanta milioni negli ultimi quattro anni, il che significa all'incirca il ventidue per cento della popolazione. Nella stragrande maggioranza dei casi, artrite reumatoide e osteoartrite sono causate da due fattori: acidosi e disidratazione cronica. Esaminiamo questi fattori separatamente, per capire in che modo l'acqua alcalina ionizzata può risolvere il problema.

Quando il corpo si trova in uno stato di eccessiva acidità per lungo tempo, l'*acido urico* si accumula nel sangue. Questo acido rappresenta un normale sottoprodotto del metabolismo dell'azoto, nonché un'inevitabile conseguenza di un'alimentazione ricca di cibi acidi come carne, pollame, pesce e alcol. Dal momento che non può essere distrutto o immagazzinato in tutta sicurezza nel corpo, va eliminato con l'urina. Se l'organismo è in equilibrio, l'eliminazione avviene agevolmente. Tuttavia, l'acidosi provoca un eccessivo accumulo di acido urico, assai più difficile da espellere dal sistema, e alla fine questo accumulo si solidifica in cristalli. Questi cristalli si depositano nei tessuti e nelle articolazioni, distruggendo le cartilagini e provocando irritazioni, gonfiore o persino intenso dolore, ossia i principali sintomi di una forma artritica nota come gotta.

Il dottor Batmanghelidj ha puntato il dito contro la disidratazione cronica quale causa principale di artrite e dolori articolari. Ciò è dovuto al fatto che l'acqua lubrifica la superficie delle cartilagini. Di conseguenza, se il corpo vive una carenza idrica, la quantità d'acqua tra le articolazioni si riduce, provocando attrito. La costante frizione danneggia le articolazioni, spianando la strada all'artrite.

L'acqua alcalina ionizzata costituisce sia un rimedio sia uno strumento preventivo dell'artrite. Ovviamente, questo è dovuto al suo potere alcalinizzante e idratante. L'elevato pH alcalino è in grado di ridurre enormemente il livello di acidità nell'organismo, contribuendo a diminuire la quantità di cristalli di acido urico fino a eliminarli del tutto. Inoltre, l'acqua alcalina ionizzata penetra più rapidamente nelle cellule, idratando il corpo e lubrificando in maniera più efficiente le articolazioni. L'idratazione e un corretto equilibrio acido-basico, ambedue conseguibili bevendo regolarmente acqua alcalina ionizzata, contrasterà di certo la progressione dell'artrite e del dolore articolare.

Cancro

Una discussione sui benefici dell'acqua alcalina ionizzata non è completa senza accennare alle sue potenzialità antitumorali. Il cancro colpisce milioni di persone ogni anno e nonostante il Governo degli Stati Uniti nel 1971 gli abbia "dichiarato guerra", l'incidenza della malattia è schizzata alle stelle. Oggigiorno, a oltre un milione e mezzo di persone viene diagnosticata ogni anno una qualche forma di tumore e altri milioni hanno avuto la malattia in passato oppure sono attualmente sotto trattamento. Essendomi specializzato per vari anni in terapie oncologiche, sono giunto alla conclusione che per avere la meglio sulla malattia è necessario un approccio globale e multistrato che prenda in considerazione ogni possibile fattore. Purtroppo, gli oncologi più convenzionali si concentrano unicamente su metodi di trattamento "taglia e brucia", che in genere sono costituiti da intervento chirurgico seguito da chemioterapia intensiva e/o radioterapia. Queste terapie attaccano tumori e cellule cancerose, ma sono poco utili ad affrontare le numerose cause soggiacenti e correlate. Basandomi sugli anni di esperienza clinica, ritengo che un trattamento davvero efficace non debba focalizzarsi soltanto sul tumore, ma anche:

- Potenziare il sistema immunitario con un'alimentazione adeguata e l'uso di integratori nutrizionali idonei.
- Affrontare questioni psicologiche non risolte che possono generare ansia o stress.
- Stimolare la capacità del corpo di eliminare le tossine attraverso vari metodi di disintossicazione, quali un'alimentazione biologica o una pulizia interna con bentonite o clorella, sostanze medicinali per la salute degli intestini.

Per raggiungere questi obiettivi, occorre seguire un programma di trattamento che incorpori vari metodi, prestando molta attenzione ai bisogni individuali del paziente. Un approccio del genere ha maggiori possibilità di guarigione e sopravvivenza a lungo termine rispetto a quanto conseguito attraverso la semplice medicina convenzionale.

Non esiste una "formula magica" per il cancro e nemmeno l'acqua ionizzata lo è. Tuttavia, ritengo che il consumo quotidiano di acqua alcalina ionizzata possa dimostrarsi efficace nella prevenzione e nella guarigione dal cancro. Come spiegato al capitolo 4, due delle cause principali del cancro sono la carenza di ossigeno in cellule e tessuti (scoperta che ha valso al dottor Otto Warburg il premio Nobel) e il danno dei radicali liberi. L'acqua alcalina ionizzata accresce l'ossigenazione riducendo nel contempo l'ossidazione e impedendo così alle cellule dannose di pregiudicare l'organismo. Per questo motivo, l'acqua ionizzata permette una maggiore resistenza alla crescita e alla proliferazione dei tumori, fatto chiaramente dimostrato da due recenti studi scientifici.

Il primo studio ha analizzato gli effetti dell'"acqua ridotta mediante elettrolisi" (in pratica, l'acqua alcalina ionizzata) sull'*angiogenesi* dei tumori, termine usato per descrivere la formazione dei vasi sanguigni.

Le cellule cancerose si diffondono e generano tumori sviluppando vasi sanguigni attraverso i quali ricevere sostanze nutritive come il glucosio, che funge da principale carburante del cancro. Questi vasi sanguigni inoltre privano le normali cellule dei materiali vitali necessari a rimanere sani. Ecco perché i pazienti con tumori in fase avanzata talvolta hanno un aspetto "emaciato". Di fatto lo sono, giacché i vasi sanguigni tumorali sottraggono all'organismo il sostentamento necessario. Di conseguenza, bloccare l'angiogenesi tumorale costituisce il principale obiettivo di molti oncologi e negli ultimi anni varie case farmaceutiche hanno cominciato a sviluppare allo scopo farmaci antiangiogenici.

Lo studio, pubblicato sulla rivista medica *Biological and Pharmaceutical Bulletin* nel 2008, era nella fattispecie rivolto alla produzione del fattore di crescita dell'endotelio vascolare (VEGF), sostanza che permette l'angiogenesi dei tumori. Un elevato stress ossidativo (danno dei radicali liberi) stimola la produzione di livelli anomali di VEGF, che a loro volta stimolano l'angiogenesi tumorale con l'aiuto di un'altra sostanza chiamata ERK. Fatto notevole, i ricercatori hanno riscontrato che l'acqua alcalina ionizzata disattivava la ERK, impedendo così la produzione di VEGF e l'angiogenesi.

Anche un altro studio, condotto su base collettiva da scienziati di varie facoltà mediche in Giappone, ha dimostrato le proprietà antitumorali dell'acqua alcalina ionizzata. È stata innanzitutto testata la capacità di trattare con successo il cancro iniettando nei topi cellule del melanoma B16, un tipo di tumore che colpisce frequentemente gli uomini ed è noto per la grande capacità di *metastasi* rapida, ossia di crescita. I topi sono stati divisi in gruppo di controllo e gruppo di sperimentazione, in modo da misurare accuratamente i risultati. Nel gruppo di sperimentazione i ricercatori hanno osservato un significativo ritardo della crescita tumorale e una durata di vita molto più lunga rispetto al gruppo di controllo. Inoltre, l'acqua alcalina ha prevenuto le metastasi delle cellule tumorali iniettate nei topi del gruppo di sperimentazione, riducendone significativamente il numero. I ricercatori hanno anche riferito che l'acqua aveva drasticamente ridotto la quantità di stress ossidativo presente nel gruppo di sperimentazione. In termini di prevenzione, hanno notato che l'acqua alcalina ionizzata offriva benefici antitumorali ai topi sani, potenziandone la funzionalità immunitaria.

Gli scienziati hanno concluso la relazione affermando: "Si ritiene che l'acqua alcalina ridotta sia efficace contro varie malattie derivanti da scarsa immunità e/o specie altamente reattive dell'*ossigeno, come pure per la prevenzione del cancro". L'acqua alcalina ionizzata possiede un pH alto, ORP basso e una significativa concentrazione di minerali quali magnesio e calcio ionizzato, aspetti che ben si prestano a ostacolare il cancro. Se a questi sommiamo la capacità di diffondersi rapidamente nel corpo e di essere facilmente assorbita dalle cellule, l'acqua alcalina ionizzata è, secondo le semplici parole dei ricercatori, "un modo ideale di conservare la salute".*

Sulla base delle suddette scoperte, la potenzialità antitumorale dell'acqua alcalina ionizzata rappresenta una prospettiva entusiasmante. Tuttavia, non significa che sia una *cura*. L'acqua alcalina ionizzata irrobustisce il sistema e produce un ambiente interno favorevole alla guarigione, ma da sola non elimina la malattia. Permette invece il verificarsi di cambiamenti positivi nel corpo che portano alla riduzione e persino all'eliminazione di sintomi e stati organici nocivi.

Colesterolo alto

L'American Heart Association stima che centodue milioni di adulti negli Stati Uniti soffrano di colesterolo alto, condizione che per decenni è stata associata a un maggior rischio d'infarto e altre forme di cardiopatia. Questo legame è stato ampiamente accettato per il sostegno ricevuto dall'industria farmaceutica. I farmaci anticolesterolo dopotutto costituiscono una fetta significativa del fatturato totale farmaceutico. Tuttavia, negli ultimi anni sempre più medici hanno cominciato a rendersi conto che il problema non è il colesterolo di per sé. A preoccupare ben di più è l'*ossidazione* del colesterolo, processo analogo alla ruggine, in cui i radicali liberi instabili attaccano le cellule sane. Ovviamente, maggiori sono i livelli di colesterolo e più grande sarà il rischio di cardiopatia nel momento in cui ha inizio l'ossidazione. Questo tuttavia non significa che occorra temere il colesterolo stesso.

In realtà, il colesterolo è una sostanza naturale e necessaria. È presente in tutti gli organismi umani, giovani o vecchi, attivi o non attivi, magri o in sovrappeso, sani o malati. Il colesterolo serve a conservare le pareti cellulari e a produrre molti ormoni, come pure la vitamina D, sostanza nutritiva che agisce come un ormone e di cui molti sono carenti. Il colesterolo si trova anche in vari alimenti, soprattutto nella carne e nei latticini. Benché alcuni alimenti di queste categorie rientrino in una dieta ben equilibrata se consumati con moderazione, la maggior parte di loro, soprattutto se consumata in grosse quantità, innalza i livelli di colesterolo nocivo nel sistema. Di conseguenza, i medici consigliano di evitare questi alimenti, soprattutto nei pazienti con un elevato rischio di cardiopatia o che hanno già sofferto di disturbi cardiovascolari. Io concordo con queste raccomandazioni, ma non per lo stesso motivo.

Il principale pericolo dato dal consumare alimenti come manzo, formaggio e uova non è l'alto tenore di colesterolo, bensì l'effetto acidificante. Poiché crea un ambiente interno acido, un'alimentazione costituita dai suddetti cibi produrrà infiammazione cronica e danno da radicali liberi, due fattori che accrescono in maniera notevole il rischio di cardiopatia. Perciò, anziché cercare di mantenere sotto controllo i livelli di colesterolo, io consiglio ai pazienti un'alimentazione che favorisca l'equilibrio acido-basico, in modo da prevenire ossidazione e infiammazione.

Inoltre, come ha scoperto decenni or sono il dottor Batmanghelidj, esiste un legame diretto tra colesterolo alto e disidratazione del corpo. Di fatto, le sue ricerche sono arrivate a concludere che la causa principale dell'accumulo di colesterolo nei tessuti e nelle arterie del cuore sia la disidratazione, non l'alimentazione. Quando le cellule si trovano ad affrontare la minaccia di un livello idrico inadeguato, attorno alle pareti si accumulano depositi di colesterolo nel tentativo di trattenere l'acqua. Più dura lo stato di disidratazione, maggiore sarà l'accumulo di colesterolo cellulare.

A peggiorare le cose vi è il fatto che il sangue diventa più viscoso se il livello idrico dell'organismo è basso, perché l'acqua serve ad agevolare il processo digestivo e a scindere il cibo in particelle microscopiche. Il pericolo per la salute è grave, giacché un sangue più denso aumenta il rischio di ictus, infarto e altre condizioni cardiache, soprattutto se è anche acido. Un sangue più denso *e* acido alimenta la produzione di colesterolo e provoca danni alle pareti arteriose, generando piccole lesioni e abrasioni del rivestimento interno. Quando ciò accade, l'organismo è costretto a produrre altro colesterolo per formare una protezione sulle pareti corrose. Questa "placca vulnerabile", come viene chiamata, è estremamente fragile e tende a rompersi, ecco perché costituisce una delle cause principali d'infarto e ictus. In sostanza, disidratazione e iperacidità si uniscono dando vita a un vero e proprio circolo vizioso in cui il corpo è costretto a produrre livelli sempre maggiori di colesterolo per far fronte alla scarsità d'acqua, come pure a un sangue acido e viscoso.

Se invece l'organismo è adeguatamente idratato, i livelli di colesterolo vengono tenuti sotto controllo e, come ha scoperto il dottor Batmanghelidj, si riducono. Bere acqua alcalina ionizzata permette di conseguire in maniera migliore questo fine, grazie alla rapidità con cui fluisce e viene assorbita nel corpo, come pure all'alto valore del pH, che aiuta a ripristinare l'equilibrio acido-basico e a far regredire l'infiammazione. Per di più, l'acqua alcalina ionizzata riduce la viscosità del sangue, limitando i livelli di colesterolo in circolo. Per quanto riguarda il colesterolo alto, è letteralmente possibile "annegare" i problemi nell'acqua alcalina ionizzata.

Diabete di tipo 2

Il *diabete di tipo 2*, chiamato anche diabete dell'adulto, si manifesta quando il corpo non è più in grado di produrre abbastanza ormone *insulina* oppure quando le cellule non riescono a rispondervi. L'insulina serve a trasportare il glucosio, una delle principali fonti di energia del corpo, dal sangue alle cellule, cosicché possa essere usato come carburante. In caso d'insulinoresistenza, il glucosio non viene trasportato e il sangue si sovraccarica d'insulina, privando così le cellule dell'energia necessaria. Le conseguenze di questa disfunzione ormonale possono rivelarsi fatali se non curate.

I medici hanno identificato vari fattori di rischio nel diabete di tipo 2, tra cui ipertensione, alimentazione ricca di grassi e stile di vita sedentario. Nello sviluppo del diabete 2 subentra anche una componente genetica e alcuni gruppi sono più a rischio di altri.

Per esempio, una grossa fetta della popolazione afroamericana, nativa americana, ispanica e anziana soffre della malattia. Ciononostante, quale causa indiretta del diabete raramente si parla della carenza idrica, principale fattore che si ripercuote sui livelli energetici dell'organismo e sulla regolazione del glucosio. Come ha scoperto decenni or sono il dottor Batmanghelidj, l'insorgenza del diabete di tipo 2 è strettamente legata a una scarsa idratazione del cervello, il quale durante i periodi di disidratazione ricava energia dal glucosio anziché dall'acqua. Per conservare una normale funzionalità, il cervello richiama quantità sempre maggiori di glucosio, innalzando in maniera significativa il tenore di zucchero nel sangue. Livelli glicemici elevati costringono l'organismo a produrre sempre più insulina, ma quando questa non riesce a far fronte alla glicemia, si manifesta il diabete.

Un altro modo in cui la disidratazione è associata al diabete di tipo 2 chiama in causa i geni. Come ho accennato, la maggior parte dei medici e degli scienziati oggi riconosce uno stretto legame tra diabete di tipo 2 e genetica. Le informazioni genetiche sono contenute nel DNA, tra le cui mansioni quotidiane troviamo la fabbricazione di proteine e di altri materiali necessari alla funzionalità cellulare. Il DNA può svolgere quest'attività soltanto se il corpo è sufficientemente idratato, perché occorre acqua affinché le eliche del DNA conservino la loro struttura. Uno scarso livello idrico aumenta le probabilità di errori del DNA codificante, che possono dare origine ad anomalie o mutazioni genetiche. Pertanto, l'acqua è assolutamente essenziale per la codificazione genetica, processo strettamente legato al diabete di tipo 2.

Il dottor Batmanghelidj, che nel corso della vita ha trattato vari casi di diabete, sosteneva che l'acqua salina, la quale regola i livelli idrici nel corpo, "inverte il diabete dell'adulto durante i primi stadi. Non riconoscere nel diabete dell'adulto una complicanza della disidratazione provoca nel tempo gravi danni ai vasi sanguigni di tutto il corpo". Consigliando ai pazienti di aumentare il consumo giornaliero d'acqua, il dottor Batmanghelidj è riuscito a migliorare vari casi di diabete di tipo 2, arrivando a far regredire la condizione in numerosi pazienti. Pur tuttavia, è stato il dottor Kuwata Keijiroo, in Giappone, il primo a testare e osservare la maggior efficacia dell'acqua alcalina ionizzata nel trattamento del diabete. Secondo il dottor Keijiroo, i pazienti che consumavano l'acqua alcalina ricca di antiossidanti anche solo per un mese mostravano una significativa riduzione dei livelli di glucosio nel sangue e nell'urina. Di fatto, aveva notato che lo zucchero nell'urina era scomparso del tutto, con una minima concentrazione di glucosio nel sangue.

Un altro studio, pubblicato sul numero di *Biological and Pharmaceutical Bulletin* del 2007, ha avvalorato i risultati del dottor Keijiroo. Un gruppo di ricercatori ha testato gli effetti dell'acqua alcalina ionizzata sui topi diabetici, riscontrando alla fine che l'acqua riduceva la concentrazione di glucosio, aumentava i livelli d'insulina nel sangue, migliorava la tolleranza al glucosio e preservava le cellule pancreatiche preposte alla secrezione d'insulina. Sulla base di questo studio, gli scienziati hanno concluso che l'acqua alcalina ionizzata porterebbe benefici anche agli esseri umani con diabete di tipo 2. Purtroppo, l'acqua ionizzata molto probabilmente non costituisce un efficace trattamento del diabete di tipo 1, patologia autoimmune della quale non si conoscono con esattezza le cause. Bere acqua sana è comunque importante in questo tipo di diabete, ma non esistono prove mediche che suggeriscano i benefici dell'acqua alcalina ionizzata per la malattia.

Edema

Il gonfiore provocato dalla ritenzione idrica nei tessuti viene chiamato *edema*, disturbo caratterizzato anche da un eccesso di sale nel corpo. L'edema, che compare in genere su gambe, caviglie e piedi, solitamente scaturisce da una combinazione di tossine e dalla carenza d'acqua necessaria a espellerle dal sistema. In questo stato povero d'acqua, il corpo passa in modalità di sopravvivenza e comincia a trattenere acqua e sale, sostanza quest'ultima che permette alle cellule di conservare l'acqua necessaria al loro funzionamento. Come ci si può aspettare, un eccesso di sale rischia di produrre vari problemi di salute potenzialmente pericolosi, a cominciare dall'ipertensione, che di solito è il punto di partenza delle patologie cardiovascolari. Chi soffre di edema in genere ha difficoltà a perdere peso, presenta gonfiore a livello cutaneo e prova forte desiderio di sale, attivato dal tentativo del corpo di conservare le sue riserve d'acqua.

Il trattamento convenzionale dell'edema è dato dai diuretici, che stimolano la minzione per eliminare le tossine dal corpo. In ultima analisi, questo trattamento è però controproducente, perché provoca una carenza d'acqua ancora più grande. Le cellule subiscono ulteriori danni a causa della scarsità d'acqua, potenzialmente disastrosa per il corpo, in particolare se viene chiamato in causa il DNA. Per di più, i diuretici possono avere effetti collaterali nocivi, tra cui crampi, diarrea, capogiri, maggior sensibilità alla luce, dolore muscolare e articolare, eruzioni cutanee, vomito e debolezza generale. In alcuni casi, i diuretici hanno provocato aritmia (frequenza cardiaca irregolare), perdita della libido e impotenza. Per tali motivi, raramente raccomando questi farmaci come primo protocollo di cure per pazienti con edema. Preferisco affrontare la causa soggiacente e dedicarmi a reidratare il corpo.

Come il dottor Batmanghelidj, il quale ha riferito che la sua "cura dell'acqua" era riuscita a far regredire l'edema di numerosi pazienti, anch'io ho riscontrato nella mia pratica clinica che aumentare quotidianamente il consumo d'acqua rappresenta un efficace metodo di trattamento per l'edema, purché il paziente segua anche una dieta sana con molte verdure ricche di potassio. Aumentando l'assunzione quotidiana d'acqua, si verifica in parallelo un aumento dell'urina, il che permette all'organismo di espellere il sale e le tossine immagazzinate. Da principio aumenta anche la frequenza della minzione, ma il corpo ben presto si abitua al maggior consumo d'acqua, per cui il continuo bisogno di urinare si riduce.

L'acqua alcalina ionizzata è diventata il mio asso nella manica per i pazienti con edema (assieme a una dieta bilanciata), perché ho riscontrato che risolve il problema molto più rapidamente di altre acque. Quantunque l'acqua ionizzata non elimini la temporanea necessità di urinare con frequenza, ho osservato che riesce ad alleviare l'edema più rapidamente e facilmente grazie alla maggiore assorbibilità. L'acqua alcalina ionizzata idrata alla perfezione le cellule, consentendo loro di espellere sale e tossine. Ho anche notato che l'acqua ionizzata decongestiona la pelle e il gonfiore più velocemente, oltre a contribuire alla perdita di peso.

Ipertensione

I Centers for Disease Control and Prevention stimano che un adulto su tre sia affetto da *ipertensione* o pressione sanguigna alta e che un altro venticinque per cento presenti preipertensione, cioè un rischio maggiore. Queste statistiche sottolineano il bisogno di un radicale cambiamento dello stile di vita, soprattutto in termini di alimentazione. Come ha sostenuto il dottor Kancho Kinanaka, antesignano dei trattamenti con l'acqua ionizzata, chi soffre d'ipertensione soffre anche di acidosi, "praticamente senza eccezioni". Ha osservato molti casi in cui l'acqua alcalina ionizzata riusciva a ridurre la pressione sanguigna e offre alcune spiegazioni.

Innanzitutto, dato che l'acqua migliora l'ossigenazione del corpo, il cuore non deve faticare tanto per pompare sangue. Come forse ricorderete dal capitolo

4, occorre una sufficiente quantità di ossigeno affinché il cuore funzioni in maniera efficiente e l'acqua alcalina ionizzata soddisfa tale necessità. In secondo luogo, l'alto valore del pH riduce la viscosità del sangue presente quando l'organismo è acido, disidratato e in uno stato ipertensivo, diminuendo così la pressione del sangue. Infine, l'acqua alcalina ionizzata è ricca di ioni calcio, che contribuiscono a sciogliere le placche e gli accumuli di colesterolo sulle pareti arteriose, riaprendo le vie e permettendo un circolo più rapido ed efficiente. Per questi motivi, l'acqua alcalina ionizzata costituisce un rimedio ideale per l'ipertensione.

Invecchiamento precoce

L'*invecchiamento precoce*, espressione usata per indicare un invecchiamento che si verifica in maniera accelerata, è caratterizzato da un declino nella funzionalità dei sistemi organici. I medici quantificano l'invecchiamento precoce raffrontando l'*età cronologica*, ossia quella effettiva dell'individuo, all'*età biologica*, basata sulle condizioni degli organi e sulla funzionalità globale del corpo. L'età biologica si può scoprire valutando il funzionamento fisiologico del paziente e paragonandolo a quello di un normale individuo sano per ogni decennio di vita. Idealmente, età cronologica ed età biologica dovrebbero coincidere; tuttavia, oggigiorno non è raro che gli adulti presentino un'età biologica equivalente a quella di una persona di cinque, dieci e persino vent'anni più anziana, segno certo d'invecchiamento precoce.

Il significativo aumento del numero di casi negli ultimi anni è in linea generale attribuito a fattori quali alimentazione ricca di grassi e zuccheri, mancanza di attività fisica, inquinamento ambientale e stress. Ciononondimeno, le cause che rimangono in gran parte ignorate sono la disidratazione corporea e lo squilibrio acido-basico.

Disidratazione

La teoria secondo la quale una perdita d'acqua, nella fattispecie acqua esagonale, costituisce la principale causa dell'invecchiamento precoce è avvalorata da due fondamentali fatti della fisiologia umana da molto tempo riconosciuti e studiati dagli scienziati:

1. **La quantità d'acqua nel corpo umano si riduce con l'età**. In realtà, questo declino comincia praticamente subito dopo la nascita, momento nel quale il corpo è formato da acqua per oltre il novanta per cento. Già all'età di un anno, però, l'ac-

qua costituisce solo il settanta per cento del corpo e così rimane fino alla vecchiaia, giacché l'organismo degli anziani di norma contiene acqua per il cinquanta per cento o meno. Non c'è pertanto da stupirsi se durante la vecchiaia si manifestino anche così tante altre condizioni debilitanti.

2. **La velocità con cui l'acqua scorre dentro e fuori da cellule, tessuti e organi si riduce con l'età.** La velocità del flusso è importante, perché può ripercuotersi sulla quantità d'acqua nell'ambiente interno cellulare in rapporto con l'ambiente esterno. Quando con l'età il flusso rallenta, la quantità d'acqua nelle cellule si riduce da un ottimale sessanta per cento a un mero quaranta. Ovviamente, le conseguenze per la funzionalità cellulare sono innumerevoli.

Considerati i suddetti fatti, è facile capire perché una corretta idratazione sia tanto importante da mantenere, soprattutto invecchiando. Ma come ora avete ben capito, la *qualità* dell'acqua è importante tanto (se non di più) quanto la quantità. Bere due litri d'acqua al giorno non è sufficiente; occorre anche bere acqua trasportata, distribuita e assorbita più facilmente. La composizione strutturale e chimica dell'acqua ionizzata la rende unica a questo scopo. La forma esagonale, le piccole dimensioni dei cluster e la scarsa tensione superficiale permettono all'acqua di raggiungere ogni cellula del corpo, idratandola nel profondo. Tessuti e organi non saranno mai carenti d'acqua, fatto fondamentale per rallentare il processo d'invecchiamento e aumentare la vitalità.

Squilibrio acido-basico

Come illustrato al capitolo 2, lo squilibrio acido-basico costituisce una crescente preoccupazione per la salute del mondo d'oggi e l'iperacidità o acidosi è il problema più presente, soprattutto nelle società occidentali come gli Stati Uniti, dove l'alimentazione è ricca di cibi acidificanti. È difficile contrastare l'acidità del sangue soltanto con l'alimentazione, perciò pur aumentando il consumo di alimenti alcalinizzanti lo squilibrio può perdurare. I prodotti acidi di scarto seguitano ad accumularsi in cellule, tessuti e organi, alterandone la struttura e impedendo la corretta funzionalità. La causa alla base dell'invecchiamento precoce è dunque la perdita d'integrità cellulare, giacché essa spiana la strada allo sviluppo di malattie e altre condizioni patologiche.

L'acqua alcalina ionizzata corregge la situazione neutralizzando l'acidità, espellendo le scorie dalle cellule e idratando nel contempo il corpo. Quest'acqua è perfettamente adatta allo scopo, grazie all'elevato pH alcalino e alla naturale assorbibilità. Idratando il corpo, l'acqua ionizzata elimina contemporaneamente tossine e prodotti di scarto, mantiene un adeguato livello idrico dentro e fuori dalle cellule e ostacola l'accumulo degli acidi. Sostenendo la corretta funzionalità di cellule, tessuti e organi, l'intero organismo è più forte contro l'invecchiamento precoce. Per citare Sang Whang, noto scienziato coreano e autore di *Invertire l'invecchiamento*, "Ho... visto [persone] acquisire un aspetto più sano e più giovane senza dieta o attività fisica, semplicemente bevendo acqua alcalina [ionizzata]".

Patologie cardiovascolari

L'espressione *patologia cardiovascolare* abbraccia una serie di condizioni che colpiscono il cuore, due delle quali (colesterolo alto e ipertensione) sono state discusse in precedenza (v. pag. 92 e 102). Sebbene la definizione venga spesso usata in maniera intercambiabile con il termine *cardiopatia*, il quale si riferisce a difetti cardiaci e aritmie, le patologie cardiovascolari indicano nella fattispecie condizioni che riguardano i vasi sanguigni, per esempio arterie ostruite o bloccate.

Tali condizioni accrescono in maniera significativa il rischio di gravi problemi di salute come infarto, ictus, aneurisma e scompenso cardiaco.

Il consumo d'acqua può influenzare notevolmente la fluidità del sangue, costituito da questo liquido per l'ottanta per cento. Per esempio, se non adeguatamente idratati i globuli rossi possono diventare viscosi e disporsi secondo uno schema detto *formazione di rouleaux*. Significa semplicemente che le cellule ematiche aderiscono l'una all'altra formando file o impilandosi, il che impedisce al sangue di scorrere liberamente attraverso le coronarie. La formazione di rouleaux è una condizione grave che accresce il rischio d'infarto, ma è anche reversibile aumentando il consumo d'acqua. Naturalmente, l'acqua alcalina ionizzata è adatta allo scopo, perché la sua struttura molecolare e la carica elettrica le consentono di penetrare rapidamente nelle cellule, idratandole.

Esiste un caso medico affascinante che dimostra le qualità terapeutiche dell'acqua alcalina ionizzata per le patologie cardiovascolari. Secondo il dottor Kuwata Keijiroo, medico giapponese, un paziente trentacinquenne affetto da cardiopatia vascolare in cinque anni era stato sottoposto a vari trattamenti, per cui entrava e usciva dall'ospedale. Aveva anche dovuto subire un grosso intervento chirurgico, ma la malattia seguitava a ripresentarsi sempre più grave.

Proprio quando il paziente cominciava a temere che non sarebbe vissuto di più, un suo familiare ha sentito parlare dell'acqua ionizzata e ha acquistato uno ionizzatore. Il paziente ha iniziato a bere regolarmente acqua alcalina ionizzata e, cosa sorprendente, la malattia ha risposto bene.

Si tratta di un caso convincente, che dimostra la capacità dell'acqua alcalina ionizzata di contribuire al trattamento di una delle patologie degenerative croniche più pericolose, anche quando le terapie mediche convenzionali non ci riescono.

Stanchezza

Forse a causa degli impegni sempre più pressanti e delle giornate lavorative più lunghe che caratterizzano il mondo odierno, i medici riferiscono che un numero maggiore di pazienti lamenta stanchezza o mancanza di energia. Ancora una volta l'acqua alcalina ionizzata costituisce una soluzione semplice e assai efficace al problema. Per comprenderne fino in fondo il motivo, è necessario osservare il modo in cui il corpo produce e conserva l'energia.

Ogni singola cellula del corpo contiene fabbriche di energia dette *mitocondri*. Queste centrali elettriche sono alimentate da una sostanza chiamata *adenosina trifosfato* o ATP, che quotidianamente immagazzina energia dalle sostanze nutritive ingerite. Un adeguato consumo d'acqua mette a disposizione delle cellule le sostanze nutritive necessarie a produrre ATP perché l'acqua, che costituisce fino al novanta per cento del sangue, è il principale vettore degli elementi vitali. Inoltre, come ho menzionato in precedenza, l'acqua si rivela necessaria affinché le sostanze nutritive penetrino nella parete cellulare e i prodotti di scarto ne vengano espulsi. Se questo processo è ostacolato da scarsi livelli idrici, le cellule diventano letteralmente stanche a causa di un'alimentazione insufficiente e un accumulo eccessivo di scorie.

Vi è un altro motivo per cui l'acqua è tanto importante per la produzione di energia nell'organismo, un motivo che forse conoscerete se avete visto una diga idroelettrica. Come suggerisce il nome, le turbine di questo tipo di diga sono alimentate dal flusso dell'acqua e generano elettricità. Un processo analogo ha luogo nel corpo: l'acqua scorre attraverso le membrane cellulari e, così facendo, fa ruotare i cationi, che fungono da "pompe" di energia per le cellule. L'azione di pompaggio si svolge in maniera efficiente solo in presenza di un adeguato flusso d'acqua dentro e fuori dalle cellule.

Insomma, il corpo ricava energia idroelettrica ed ecco perché è così importante mantenere una buona idratazione. Per massimizzare la produzione energetica, è preferibile bere acqua alcalina ionizzata, perché la sua caratteristica struttura esagonale le permette di fluire rapidamente attraverso il corpo, generando più energia. Inoltre, grazie alla velocità con cui si sposta, l'acqua ionizzata può dare in maniera semplice ed efficiente una sferzata di energia a qualunque area del corpo ne sia carente. Chi beve regolarmente acqua alcalina ionizzata riferisce quasi all'unanimità una maggior energia e vitalità poco dopo averla incamerata nel proprio stile di vita.

Stipsi

La *stipsi*, caratterizzata dal punto di vista medico da tre o meno movimenti intestinali alla settimana, è una delle condizioni più comuni negli Stati Uniti e in molti altri paesi industrializzati. È risaputo che quasi tutti i casi di stipsi temporanea e acuta derivano principalmente dalla cattiva alimentazione, ma l'insufficiente idratazione costituisce una causa assai trascurata.

L'acqua svolge un ruolo essenziale nei processi fra loro legati di digestione, metabolismo ed eliminazione del materiale di scarto. Se nell'apparato gastrointestinale (GI) il livello d'acqua è scarso, diventa difficile scindere il cibo nelle sue componenti, ossia sostanze nutritive e prodotti di scarto. Una carenza d'acqua nell'apparato GI implica anche che le sostanze nutritive non possano essere efficacemente portate al resto del corpo o eliminate dall'intestino crasso. Un insufficiente apporto d'acqua si ripercuote inoltre sul funzionamento degli organi coinvolti nel processo digestivo globale, tra cui intestini, reni e fegato. Quando il resto del corpo è disidratato, l'acqua a disposizione viene deviata dall'apparato GI per soddisfare bisogni più urgenti e questo rende più difficoltosa l'eliminazione delle scorie solide. Costituisce dunque una delle principali cause di stipsi e il motivo per cui molti medici, incluso il sottoscritto, continuano a consigliare ai pazienti affetti di bere più acqua.

L'acqua alcalina ionizzata può alleviare la stipsi in maniera più efficace di altre acque, grazie alla sua incomparabile capacità di idratare profondamente l'organismo e raggiungere con facilità cellule, organi e tessuti. Questo fatto è stato dimostrato in uno studio condotto presso la Facoltà di medicina dell'Università Nazionale di Seoul, Corea del Sud, dal compianto dottor Mu Shik Jhon e dal dottor Gyu Hwan Choi. Nello studio, ai pazienti con stipsi è stato detto di bere ogni giorno acqua alcalina ionizzata. Nel giro di quattro settimane, il settantacinque per cento circa dei soggetti nel gruppo di sperimentazione ha visto migliorare la regolarità e la frequenza dei movimenti intestinali. Lo studio ha inoltre confermato che il movimento della materia di scarto attraverso il colon era migliorato dal quaranta al sessanta per cento. Secondo la mia esperienza, sono pochi (se ce ne sono) i prodotti per alleviare la stipsi che danno risultati tanto fenomenali in tempi così brevi.

Conclusione

L'acqua alcalina ionizzata è utilissima per la salute e le condizioni mediche che può contribuire a trattare non si limitano a quelle discusse nel capitolo. Bere acqua alcalina si è dimostrato efficace in casi di disturbi più specifici quali raffreddore allergico, osteoporosi e vari problemi cutanei, eczema incluso (per ulteriori informazioni su acqua ionizzata e cura della pelle, v. cap. 6). Può inoltre alleviare i comuni disagi associati a disturbi digestivi come diarrea, flatulenze (gonfiore), indigestione e nausea. Mentre leggete queste parole, gli scienziati stanno studiando altri modi in cui l'acqua alcalina ionizzata può essere usata a scopi terapeutici. Sono certo che ben presto individueranno altre condizioni in grado di migliorare enormemente, se non sparire del tutto, bevendo acqua pura, idratante, alcalina, ricca di minerali e antiossidanti.

Come per qualsiasi altro prodotto o comportamento per migliorare la salute, la rapidità dei risultati può variare a seconda del problema medico individuale e dei livelli generali di salute. Nella maggior parte dei casi, notano differenze nel più breve tempo possibile coloro che cominciano a bere regolarmente acqua alcalina ionizzata quando sono ancora malati o vivono sintomi specifici. Ciò detto, alcuni pazienti in salute mi hanno riferito di aver osservato cambiamenti positivi dopo una sola settimana di acqua ionizzata.

Non esiste un modo di prevedere accuratamente quali effetti avrà l'acqua alcalina ionizzata su ciascun individuo, a prescindere da quante volte mi venga chiesto di farlo. Posso però dire con certezza che chi beve quest'acqua quotidianamente noterà dei concreti miglioramenti nello stato di salute, che diventeranno più visibili con il tempo. Per gran parte delle persone, un'acqua con un pH da 8 a 8,5 dovrebbe bastare, ma sarebbe opportuno aumentare lentamente la quantità consumata ogni giorno (per ulteriori informazioni sull'uso dell'acqua ionizzata, v. cap. 8). Consumando quest'acqua in maniera sicura e regolare, farete letteralmente un brindisi alla vostra salute!

Capitolo 6

I BENEFICI DELL'ACQUA ACIDA IONIZZATA

L'acqua è la principale risorsa vitale del mondo, ma anche una delle più sprecate. I sistemi di filtraggio come i filtri a osmosi inversa (RO) non sono solo inefficaci, sono anche poco economici e nemici dell'ambiente. Ogni quattro litri d'acqua prodotta da un filtro RO, altri quattro ne vanno sprecati. Gli ionizzatori, amici della salute *e* dell'ambiente, sono l'esatto opposto. Anche se il termine "acido" di solito viene ritenuto negativo, l'acqua acida ionizzata ha proprietà utili al benessere. Inoltre, quest'acqua è multifunzionale, con utilizzi quotidiani che vanno dalla cura della pelle all'igiene degli alimenti. Mentre consumiamo acqua alcalina per il benessere interno, è possibile sfruttare in maniera pratica l'altro sottoprodotto ionizzato usandolo come sterilizzante, come potente disinfettante e come prodotto per l'igiene della pelle, dei capelli e dei denti. Ionizzando l'acqua, ci assicuriamo che nulla vada sprecato e ringiovaniamo noi stessi dentro e fuori.

È importante ricordare che l'acqua acida ionizzata serve *unicamente* a uso topico e non andrebbe assunta internamente. Costituita principalmente da ioni idrogeno, quest'acqua è ossidante e pertanto rischia di provocare grossi danni da radicali liberi. Ovviamente, è anche un'acqua molto acidificante, per cui rischia di mettere a soqquadro l'equilibrio acido-basico del sistema. Se però viene usata esternamente, l'acqua acida ionizzata agisce da barriera protettiva contro i batteri nocivi che possono provocare antiestetiche condizioni cutanee e gravi problemi di salute come le cardiopatie. Inoltre, lavare gli alimenti con acqua acida ionizzata rappresenta un'utile azione preventiva contro l'avvelenamento e la contaminazione alimentare. Questo capitolo prende in esame i vari ambiti della salute in cui l'acqua acida ionizzata dona effettivo sollievo e costituisce un trattamento.

Avvelenamento alimentare

Negli ultimi anni si è verificato un allarmante aumento nell'incidenza della contaminazione alimentare, che ha imposto il ritiro di prodotti e favorito epidemie di avvelenamento. I principali colpevoli sono l'*Escherichia coli*, meglio conosciuta come *E. coli*, e la salmonella, ambedue batteri principalmente trasmessi per via alimentare i quali, se ingeriti, possono provocare gravi infezioni dell'apparato urinario e gastrointestinale. Fin dagli anni Sessanta sono stati documentati vari casi di contaminazione dovuta a *E. coli* e salmonella. I batteri hanno colpito una vasta gamma di alimenti, tra cui carne, latticini, pollame, spinaci, meloni e arachidi.

Molte sono le ragioni del relativamente recente aumento di problemi riguardanti la sicurezza alimentare. Anzitutto, gran parte degli alimenti venduti nei supermercati ha viaggiato parecchio o è stata importata dall'estero prima di finire sugli scaffali. In questo modo, i batteri hanno molte opportunità di proliferare e crescere. A peggiorare le cose è il fatto che tanti alimenti (negli Stati Uniti fino al novantacinque per cento) vengono controllati in maniera inadeguata o non controllati affatto. Per esempio, negli Stati Uniti la Food and Drug Administration (FDA) e il Dipartimento per le politiche agricole (USDA) non possiedono le risorse e il personale necessari; inoltre, gli interessi economici dell'industria agroalimentare hanno reso più difficile il processo.

Ovviamente non possiamo basarci soltanto sullo Stato per salvaguardare la nostra salute. Sta a noi di compiere scelte intelligenti quando acquistiamo e prepariamo il cibo. Io consiglio di scegliere alimenti biologici coltivati, se possibile, localmente; inoltre, di acquistare carne e latticini da animali liberi di pascolare e alimentati a foraggio, come pure pesce pescato. È altresì importante adottare alcune precauzioni quando si maneggia e si pulisce il cibo. È qui che l'acqua acida ionizzata può svolgere un ruolo indispensabile. Sulla base di alcuni studi condotti negli Stati Uniti dal 1999, gli scienziati hanno determinato che l'acqua acida ionizzata costituisce un modo efficace di disinfettare e proteggere il cibo.

Alcuni studi si sono focalizzati esclusivamente sugli effetti antimicrobici dell'acqua sugli alimenti stessi. Nel 2002, un'équipe di ricerca della Pennsylvania State University ha messo a confronto la capacità dell'acqua acida ionizzata (con un pH di circa 2,6) e quella dei tradizionali metodi disinfettanti di ridurre la quantità di salmonella nel pollame contaminato. Ha immerso le carcasse in diverse sostanze, riscontrando infine che l'acqua acida ionizzata era efficace tanto quanto gli altri composti chimici, tra cui acido acetico e fosfato trisodico. Tuttavia, i ricercatori hanno concluso che l'acqua acida rappresentava un metodo migliore, perché non aveva né il costo né l'impatto ambientale avverso degli altri agenti sterilizzanti. Nel 2003 l'acqua acida è stata poi studiata dal Dipartimento d'ingegneria agricola e biologica nella stessa università, per testarne l'efficacia nell'eliminazione di un ceppo di *E. coli* in semi e germogli di erba medica. La riduzione dell'*E. coli* è stata misurata a intervalli di 2, 4, 8, 16, 32 e 64 minuti. È stato riscontrato che l'*E. coli* si era ridotto del 97,1% nei semi trattati e del 99,8% nei germogli. Più a lungo semi e germogli rimanevano immersi nell'acqua acida ionizzata, maggiore era la riduzione dell'*E. coli*, senza alcun danno dato dall'esposizione all'acqua. Da allora, le ricerche hanno dimostrato che quest'acqua può ridurre in maniera significativa e persino eliminare funghi e batteri nocivi, tra cui *E. coli* e salmonella, da cetrioli, uova, insalata, pollame, frutti di mare, fragole e pomodori, come pure da molti prodotti a base di carne.

Gli scienziati dell'Università del Connecticut hanno esaminato gli effetti dell'acqua acida ionizzata sui batteri presenti sugli utensili da cucina, un importante fattore da prendere in considerazione quando si prepara il cibo. Hanno dunque esposto taglieri di plastica a colture di ceppi *E. coli* e listeria, quest'ultimo un batterio patogeno che provoca anch'esso avvelenamento alimentare. I taglieri sono stati suddivisi in due gruppi. Metà è stata immersa in acqua acida ionizzata, l'altra metà in acqua sterilizzata non ionizzata. L'acqua acida ha eliminato i batteri dai taglieri, mentre i patogeni immersi nell'acqua non ionizzata sono sopravvissuti. Uno studio analogo ha riscontrato che l'acqua acida ionizzata costituisce anche un efficace metodo per rendere inattivi vari batteri su superfici quali vetro, piastrelle di ceramica (smaltate o meno) e porcellana vetrosa.

Batteri dentali e orali

Che siano dovuti a diabete, genetica, cambiamenti ormonali, stress o igiene carente, la placca dentale e il tartaro costituiscono un diffuso problema. La *placca* si forma quando i batteri nella bocca si uniscono al muco, producendo una sostanza collosa e biancastra che aderisce alla superficie dei denti. Il *tartaro* è placca indurita, pressoché impossibile da rimuovere con un normale spazzolino. Se non trattato, l'accumulo di placca e tartaro può provocare *gengivite*, infiammazione delle gengive, che alla fine si trasforma in malattia periodontale (delle gengive).

Cosa più allarmante, i batteri che compongono la placca e il tartaro possono staccarsi dai denti e penetrare nell'organismo, finendo quindi nel flusso sanguigno. Per proteggersi, il corpo produce altro colesterolo il quale, se in eccesso, può provocare restringimento delle arterie e altri problemi che si evolvono in cardiopatia. Per questo motivo, molti dottori oggi si interessano della salute di denti e gengive, insistendo su una corretta igiene orale e raccomandando regolari visite dal dentista.

Grazie alle sue proprietà antibatteriche, l'acqua acida ionizzata trova perfettamente posto nella regolare igiene orale e dentale. Spazzolarsi i denti con quest'acqua aiuta a tenere lontani placca e tartaro, mentre usarla come collutorio spazza via qualunque batterio insinuatosi tra le gengive e sulla lingua, alleviando nel contempo ulcere orali e mal di gola. Ricordate però di sputarla quando avete finito, perché ingerire acqua acida altera l'equilibrio interno.

Cura dei capelli

Come la pelle, una chioma sana è leggermente acida, con un pH medio di 5,6. Inoltre, come molti prodotti cosmetici per la cura della pelle, shampoo e balsami vari rischiano di alterare il normale pH dei capelli, causando secchezza, doppie punte e altri lievi danni. Sciacquando i capelli con acqua acida ionizzata dopo la doccia, non solo puliamo accuratamente la chioma, ma ne conserviamo anche la naturale lucentezza. L'uso topico di quest'acqua può altresì contrastare alcune condizioni del cuoio capelluto, tra cui forfora e psoriasi. Bere regolarmente acqua alcalina ionizzata e seguire una sana dieta alcalinizzante contribuirà a ridurre l'iperacidità interna, probabile causa dei problemi a capelli e cuoio capelluto. È inoltre importante acquistare prodotti per capelli che sostengano l'equilibrio del pH, anziché alterarlo.

Ferite e infezioni cutanee

L'acqua acida ionizzata neutralizza i batteri e i virus che attaccano il corpo, per cui agisce da potente agente sterilizzante. In vari paesi numerosi medici la usano come antisettico da decenni, applicandola su abrasioni e tagli minori, come pure su infezioni più gravi quali le piaghe da decubito e lo *Staphylococcus aureus* meticillino-resistente (MRSA), due problemi sempre più presenti negli ospedali di tutto il mondo. Inoltre, è stato riscontrato che quest'acqua accelera il processo di cicatrizzazione di ferite e infezioni cutanee, svolgendo quindi una duplice funzione terapeutica.

L'efficacia dell'acqua acida ionizzata come disinfettante e cicatrizzante è stata documentata in vari studi. Uno di questi è stato condotto nel 2004 dai ricercatori dell'Università Statale di Mosca, che nella fattispecie intendevano analizzare l'azione antibatterica dell'acqua acida ionizzata su dieci delle più comuni infezioni ospedaliere. La maggior parte di questi agenti infettivi è stata completamente inattivata dopo trenta secondi dall'inoculazione dell'acqua; gli altri sono stati uccisi nel giro di cinque minuti. Un altro esperimento del 2004, questa volta svolto da scienziati giapponesi, ha testato gli effetti di vari tipi di acqua da elettrolisi (ionizzata) sulle ferite, usando come soggetti i topi. Gli scienziati hanno riscontrato che l'acqua acida ionizzata era particolarmente efficace nell'accelerazione del processo di guarigione e questo li ha condotti alla teoria che l'acqua alimentava lo sviluppo di *fibroblasti*, cellule specializzate nella rigenerazione cutanea. In sostanza, l'acqua acida ionizzata non solo disinfetta le ferite e le protegge dalle infezioni, ma migliora anche la capacità del corpo di produrre pelle nuova e sana.

Gli effetti antisettici e terapeutici dell'acqua acida ionizzata hanno prodotto nuovi metodi di trattamento oggigiorno comunemente impiegati in numerosi ospedali giapponesi e russi. I medici hanno riferito stupefacenti miglioramenti di complicanze quali le ulcere diabetiche, che se si infettano sono estremamente pericolose e possono richiedere l'amputazione. L'acqua ionizzata si è dimostrata una grande svolta terapeutica per questa condizione e i medici giapponesi hanno trattato con successo vari casi di ulcere diabetiche usando una combinazione di acqua acida e alcalina. La componente acida, con un pH molto basso di circa 2,5, viene applicata a livello topico diverse volte al giorno, mentre l'acqua alcalina, con un pH da 8 a 10, è consumata al posto della normale acqua di rubinetto. Questo duplice metodo tiene sotto controllo le infezioni, fa regredire la cancrena e permette ad arti interi di evitare l'amputazione.

L'incredibile tasso di successo dell'acqua ionizzata è stato presentato in un documentario giapponese dal titolo *Acqua miracolosa*, trasmesso sul canale pubblico nazionale nel 1996. Il documentario, girato su richiesta del Ministero della Salute giapponese, segue il trattamento e la riabilitazione di un paziente diabetico, il signor Abe, che all'inizio del filmato presenta cancrena a piede e dita e sta quasi per essere sottoposto ad amputazione. Il paziente sceglie di sottoporsi a un trattamento con acqua ionizzata: beve acqua alcalina e applica acqua acida sulle ulcere varie volte al giorno. Nel corso del documentario è chiaramente possibile vedere che il piede e le dita migliorano regolarmente e alla fine Abe viene dimesso dall'ospedale senza doversi sottoporre ad amputazione o intervento chirurgico.

Soluzioni topiche di acqua acida ionizzata sono

state usate con successo anche per gli ascessi epatici e l'MRSA, un pericoloso "super batterio" che può causare infezione postoperatoria ed è difficile da trattare con gli antibiotici. Secondo i ricercatori che ne hanno testato gli effetti, l'acqua acida ionizzata ha significativamente ridotto la comparsa di infezioni postoperatorie nei pazienti, soprattutto in quelli sottoposti a intervento chirurgico a cuore aperto.

Per la sua efficacia nell'eliminare i batteri e curare ferite o infezioni, l'acqua acida ionizzata presenta varie applicazioni in campo medico. I dottori la usano per sterilizzare la strumentazione, dagli endoscopi alle macchine per la dialisi, nonché per disinfettare l'acqua di rubinetto in ospedale. La funzionalità di quest'acqua tuttavia si spinge oltre l'ospedale e l'ambulatorio medico. La si può infatti utilizzare in campo sportivo, per eliminare eruzioni quali la micosi inguinale o altre come il piede d'atleta. È anche possibile applicarla su punture varie di insetti e per alleviare il prurito di irritazioni cutanee come quella da edera velenosa o da quercia velenosa. In qualsiasi modo la si usi, quest'acqua garantisce una protezione da batteri potenzialmente nocivi e accelera il processo di guarigione del corpo.

Invecchiamento cutaneo

Ecco un'affascinante realtà della pelle: su poco più di due centimetri quadrati di pelle vi sono tre milioni di cellule, ciascuna delle quali viene sostituita ogni trenta giorni. Se siamo sani, le cellule cutanee rigenerate sono altrettanto sane e vitali. Questo tuttavia nella maggior parte degli adulti non accade e la tendenza a una pelle spenta aumenta con l'età. Di fatto, spesso la si ritiene una naturale conseguenza del processo d'invecchiamento. Ciononondimeno, non è così. Chi è davvero sano seguita ad avere una bella pelle per tutta la vita e uno dei motivi è l'equilibrio acido-basico, accompagnato da un'adeguata alimentazione e da altri fattori legati allo stile di vita.

L'equilibrio interno esercita un significativo effetto sulla pelle, perché la rigenerazione non ha luogo se l'ambiente interno del corpo è cronicamente acido. Detto ciò, l'equilibrio esterno acido-basico, ossia quello sulla superficie della pelle, è altrettanto importante. Diversamente dall'ambiente interno, che prospera in uno stato lievemente alcalino, il pH ideale della pelle è compreso tra 5,4 e 5,9. Se si discosta da questo intervallo leggermente acido per un periodo prolungato, il tono della pelle rischia di sfiorire. Inoltre, numerosi detergenti e prodotti cosmetici per il viso, pubblicizzati come soluzione al problema, alterano ulteriormente il normale pH cutaneo anziché riequilibrarlo. Il motivo è che molti saponi e prodotti di bellezza, makeup incluso, possiedono un pH superiore a quello della pelle e la privano dei suoi acidi naturali, ragion per cui neutralizzare i microbi nocivi diventa più difficile. Anche quando questi prodotti vengono sciacquati, lasciano un residuo in grado di occludere i pori e ridurre la capacità cutanea di difendersi dai batteri; ne conseguono secchezza, desquamazione e rughe. La conseguenza ultima è che la pelle invecchia più rapidamente.

L'applicazione topica di acqua acida ionizzata può bloccare l'invecchiamento cutaneo e migliorare notevolmente la condizione della pelle se questa ha già iniziato a perdere la sua sana luminosità. L'effetto acidificante dell'acqua contribuisce a ripristinare il normale pH della superficie cutanea, potenziandone le proprietà antimicrobiche. Così facendo, la pelle sarà in grado di conservare un aspetto giovane e di mantenersi soffice ed elastica. L'acqua acida ionizzata agisce anche da naturale astringente, il che significa che rassoda la pelle e previene la formazione di rughe. Per tale motivo, quest'acqua può rappresentare un ottimo sostituto della lozione dopobarba, giacché permette una rasatura più liscia e pulita.

Problemi cutanei

La pelle è una parte importante del sistema immunitario, perché agisce da barriera protettiva contro i microrganismi che tentano di penetrare nel corpo. È inoltre un organo di eliminazione, che espelle tossine mediante la traspirazione. Tuttavia, lo svolgimento di queste funzioni può esercitare ripercussioni sulla sua salute, soprattutto quando i corretti livelli di pH interno ed esterno non vengono mantenuti. Se internamente il corpo è troppo acido ed esternamente troppo basico, le tossine (sia quelle che cercano di infettare l'organismo sia quelle che ne vengono espulse) si accumulano e ostruiscono i pori, generando macchie, imperfezioni, pelle eccessivamente grassa e tono spento. In chi è predisposto a problemi cutanei, possono svilupparsi condizioni imbarazzanti e dolorose quali acne, eczema, psoriasi ed herpes zoster. Queste condizioni sono peggiorate da farmaci e prodotti per la cura della pelle che riducono l'acidità sulla superficie cutanea, indebolendone di fatto la capacità di combattere batteri e infezioni. Si instaura allora un circolo vizioso.

L'acqua acida ionizzata, soprattutto se usata in combinazione con la controparte alcalina, costituisce un potentissimo rimedio per i disturbi della pelle. Il basso pH ripristina il lieve stato di acidità della cute, il quale ne riattiva la capacità di uccidere microrganismi come il *Propionibacterium acnes*, il batterio che causa l'acne. Inoltre, le piccole dimensioni dei cluster le permettono di penetrare maggiormente nei pori, distruggendo i batteri che sono in agguato sotto la superficie. Se abbinata a un regime di acqua alcalina ionizzata (come pure a una dieta di alimenti alcalinizzanti), l'acqua acida ionizzata produce un ambiente nel quale i batteri nocivi non possono più prosperare e questo combatte i problemi cutanei o ne velocizza la guarigione.

Ho visto con i miei occhi uno stupefacente esempio della suddetta trasformazione. All'età di sette anni, a mia figlia è comparso l'*eczema*, un disturbo in cui la pelle si irrita e si infiamma, il che provoca eruzioni pruriginose, vescicole dolorose e desquamazione. A diciassette anni le chiazze di eczema sulle braccia erano color rosso scuro e spesso trasudavano. Mia figlia provava imbarazzo e indossava maglie a maniche lunghe che le coprivano le braccia, persino in piena estate. Tutti i trattamenti provati erano stati inefficaci e questo ci aveva convinto che avrebbe sofferto della condizione per il resto della vita. Fino a quando non ho sentito parlare dei benefici dell'acqua ionizzata. Ho subito acquistato uno ionizzatore casalingo, ho fatto bere a mia figlia molta acqua alcalina ionizzata nell'arco della giornata e le ho applicato regolarmente sulle braccia l'acqua acida. Dopo soli quattro giorni, l'eczema era completamente scomparso e le cicatrici che causava si erano significativamente attenuate.

Allo stesso modo, l'acqua acida ionizzata ha dimostrato di accelerare la guarigione del *fuoco di Sant'Antonio*, una dolorosa condizione causata dal virus dell'herpes zoster, che provoca anche la varicella. In genere l'herpes zoster si manifesta quando il virus latente della varicella si risveglia a un certo punto dell'età adulta, provocando eruzioni dolorose, caratterizzate da vescicole ed eritema a noduli. Queste vescicole sono piene di pus e quando si rompono formano croste, lasciando spesso delle cicatrici poco piacevoli. La maggior parte dei medici consiglia di applicare compresse rinfrescanti sulle eruzioni, lenire e asciugare le vescicole, dopodiché pulire le zone affette con acqua e sapone delicato varie volte al giorno. Usare l'acqua acida ionizzata allo stesso scopo accelera il processo di guarigione, perché allevia, disinfetta la zona *ed elimina* la radice del problema: il virus. L'acqua acida ionizzata inoltre attenua le cicatrici, come nel caso dell'eczema di mia figlia.

Per risultati ottimali, applicate l'acqua acida ionizzata su volto e collo due volte al giorno, al mattino e prima di andare a dormire. Potete altresì versare nella vasca dai quattro agli otto litri d'acqua acida quando fate il bagno. Se la abbinate a un regime di acqua alcalina, noterete netti miglioramenti dell'incarnato. Ciononondimeno, è importante ricordare che per ridurre l'infiammazione e alleviare il dolore di problemi cutanei come quelli sopra citati possono essere necessari trattamenti medici. Se presentate sintomi che perdurano e non migliorano, consultate sempre il medico o il dermatologo.

INTERVALLI DI pH DELL'ACQUA ACIDA IONIZZATA E LORO USI	
Intervallo di pH	**Usi**
Da 5,5 a 6,5	• Pulizia dei denti • Miglioramento del tono e del colorito cutanei • Risciacquo di bocca e capelli • Conservazione dei prodotti in dispensa
Da 5,5 a 4,5	• Pulizia delle superfici in vetro • Cicatrizzazione di ustioni, tagli e abrasioni minori • Miglioramento del tono e del colorito cutanei • Eliminazione dei cattivi odori nei piedi e delle micosi • Ammollo dei prodotti per uccidere i batteri • Sterilizzazione degli utensili da cucina come i taglieri • Rassodamento della pelle • Cura di foruncoli, lievi eruzioni e macchie cutanee

Intervallo di pH	Usi
Da 4,5 a 3,5	• Cicatrizzazione e prevenzione dell'infezione nelle ferite • Attenuazione del prurito • Cura di punture varie di insetti ed eruzioni causate da edera velenosa o da quercia velenosa • Trattamento di condizioni cutanee come acne, eczema e psoriasi, nonché di infezioni meno gravi quali il piede d'atleta
Da 3,5 a 2,5*	• Eliminazione dei patogeni negli alimenti contaminati • Trattamento di ferite e condizioni cutanee gravi quali ulcere diabetiche, cancrena e MRSA

*Non tutti gli ionizzatori permettono un'acidità di 2,5.

Impiego dell'acqua acida ionizzata

Dal momento che l'acqua acida ionizzata presenta così tante funzioni, può essere necessario regolare i livelli di pH dello ionizzatore. La tabella a pag. 131 classifica secondo il corretto intervallo di pH i vari impieghi dell'acqua acida ionizzata discussi nel capitolo. Come si può notare, i livelli più bassi sono riservati ai casi estremi e andrebbero comunque gestiti da un professionista. Per gran parte degli utilizzi, un pH da 4 a 6 dovrebbe essere sufficiente.

Ricordate di non cercare di risolvere una condizione grave con l'acqua acida ionizzata, a meno di non essere guidati o seguiti da un medico. Cominciate con un pH ad acidità lieve e, se non notate risultati, aumentatene gradualmente la potenza. Per ulteriori suggerimenti su come usare lo ionizzatore, v. cap. 8.

Conclusione

Sebbene il suo uso richieda un po' più di cautela, l'acqua acida ionizzata può dimostrarsi benefica per la salute tanto quanto la controparte alcalina. Questa sostanza presenta applicazioni quotidiane in grado di trasformare la vita, dall'igiene alla sicurezza alimentare, fino alla pulizia della cucina. È persino possibile garantire una duratura freschezza di piante e fiori, perché l'acqua acida ionizzata agisce anche da stimolante vegetale. La funzionalità e le proprietà curative dell'acqua acida ionizzata costituiscono un ulteriore motivo per cui gli ionizzatori sono una soluzione economica a filtri che comportano sprechi e dimostrano che possederne uno in casa può portare molti vantaggi (per ulteriori informazioni sull'acquisto e l'uso dello ionizzatore, v. cap. 8). È possibile depurare l'organismo *e* l'ambiente tutti i giorni, in qualunque momento. Se usate assieme, l'acqua acida e quella alcalina promuovono un approccio olistico alla salute.

Detto ciò, per massimizzare gli effetti dell'acqua ionizzata è necessario prendersi cura della propria salute in altri modi e possiamo iniziare dall'alimentazione. Come ho accennato nel corso di questo libro, i cibi che consumiamo esercitano un grosso impatto sull'ambiente interno e rischiano facilmente di alterare l'equilibrio acido-basico. Seguendo le linee guida nutrizionali illustrate al capitolo seguente, potenzierete gli effetti positivi dell'acqua ionizzata, aumentando ulteriormente il senso di benessere generale.

Capitolo 7

LA CORRETTA ALIMENTAZIONE PER L'EQUILIBRIO ACIDO-BASICO

Nel corso di questo libro ho sottolineato il ruolo cruciale che l'equilibrio acido-basico svolge per la nostra salute, uno dei numerosi motivi per cui gli ionizzatori rappresentano un investimento fruttuoso. L'acqua alcalina rimuove gli accumuli tossici interni causati dall'iperacidità, mentre l'acqua acida ripristina l'equilibrio del pH di pelle e capelli, prevenendo così infezioni e ulteriori danni. Tuttavia, da sola l'acqua ionizzata non è in grado di farci raggiungere il benessere ideale. Occorre anche compiere scelte alimentari che diano man forte ai potenti effetti curativi dell'acqua alcalina e di quella acida, cosicché il corpo sia perfettamente in equilibrio per contrastare le malattie. È dunque importante seguire certe linee guida nutrizionali che sostengano l'equilibrio acido-basico e lo possiamo fare soltanto se siamo consapevoli dei diversi effetti acidificanti, alcalinizzanti e neutri prodotti dagli elementi e dalle bevande che consumiamo. Le seguenti pagine offrono una panoramica del rapporto tra alimentazione ed equilibrio del pH, come pure le informazioni necessarie a compiere scelte più intelligenti tra i cibi e le bevande adatti alla salute.

Le basilari linee guida nutrizionali per l'equilibrio del pH

Benché il tenore nutrizionale degli alimenti tenda a ricevere più attenzione del suo impatto sul pH, tutto ciò che mangiamo e beviamo lascia un'impronta sul corpo sotto forma di residuo acidificante o alcalinizzante. Quando un alimento viene digerito e metabolizzato, produce ceneri residue che di solito innalzano o abbassano i livelli di pH a seconda del tipo di cibo e del contenuto di minerali. Il modo in cui un determinato alimento interagisce con l'ambiente interno è di fatto più importante del valore di pH dell'alimento stesso, ossia il livello di acidità o alcalinità prima del consumo. Non tutti gli alimenti intrinsecamente acidi sono acidificanti e non tutti gli alimenti intrinsecamente alcalini hanno un effetto alcalinizzante una volta metabolizzati. Per esempio, alimenti acidi come gli agrumi in realtà dopo essere stati digeriti rendono alcalino l'organismo. Conoscere l'effetto che un dato alimento o una data bevanda eserciteranno sul nostro pH è quindi essenziale per poterli scegliere in maniera oculata. È inoltre la chiave di una nutrizione ottimale, giacché uno squilibrio acido-basico interrompe il corretto assorbimento e l'utilizzo delle sostanze nutritive, cosa che rischia di sfociare in una carenza nutrizionale.

In linea generale, gli alimenti alcalinizzanti dovrebbero costituire dal sessanta all'ottanta per cento dell'alimentazione quotidiana. Se i livelli di pH sono leggermente acidi, le fonti alcalinizzanti quotidiane dovrebbero avvicinarsi all'ottanta per cento. In sostanza, più il nostro livello di pH è basso, più alimenti e bevande alcalinizzanti occorre consumare. L'alimentazione ideale è costituita da una maggior proporzione di cibi alcalinizzanti a ogni pasto e spuntino, perché questo permette al corpo di neutralizzare gli acidi prodotti durante la digestione e di ridurne l'accumulo. Questo metodo è più efficace dell'ingurgitare cibi alcalinizzanti in uno o due pasti, consumando unicamente cibi acidificanti per il resto della giornata. È altresì opportuno evitare di consumare pasti e spuntini costituiti interamente da alimenti acidificanti, per esempio bistecca con patate o pasta al ragù. Includete dunque una fonte alimentare alcalinizzante come gli ortaggi verdi, per contribuire all'equilibrio e ridurre l'acidificazione. L'unica eccezione alla regola è quel raro caso di iperalcalinità, condizione che richiede un maggior consumo di alimenti acidificanti fino a quando non viene ripristinato l'equilibrio del pH.

Allorché si comincia a modificare la propria alimentazione per raggiungere un equilibrio acido-basico, occorre consumare alimenti e bevande alcalinizzanti in maggior quantità. Una volta che il pH ha raggiunto un livello ottimale (un intervallo leggermente alcalino tra 7,365 e 7,45), è possibile ridurre gradualmente la quantità giornaliera di cibi alcalinizzanti consumata. L'alimentazione terrà inoltre conto di quanta acqua alcalina ionizzata viene consumata durante il giorno. Una volta raggiunto un livello di pH bilanciato e stabile, potreste persino accorgervi di riuscire a consumare cibi alcalinizzanti e acidificanti in ugual misura senza nessun problema. Sia quel che sia, anche dopo aver raggiunto l'equilibrio acido-basico io raccomando di continuare a consumare una proporzione maggiore di alimenti alcalinizzanti, perché tendono a essere nutrizionalmente più benefici.

Iniziando un nuovo programma alimentare e sviluppando una maggior consapevolezza dell'equilibrio del pH, forse avrete la tendenza a mettere in atto una drastica riduzione del consumo di alimenti e bevande acidificanti oppure di abolirli dalla dieta. *Non fatelo*! Gli alimenti acidificanti possono contenere sostanze nutritive. Il corpo infatti ha bisogno di cibi ricchi di proteine (carne, pesce, uova, latte e latticini) per funzionare correttamente. Cosa più importante, necessita di una certa quantità di proteine acidificanti per produrre e immagazzinare minerali alcalini, che proteggono le cellule e i tessuti dagli acidi nocivi. Quando le riserve di minerali alcalini si esauriscono, l'organismo viene sopraffatto dagli acidi, perché non possiede le risorse necessarie per neutralizzarli. La conseguenza è una maggior acidità e, pertanto, un più alto rischio di ammalarsi.

Esistono tuttavia casi che richiedono una dieta completamente alcalina, come una pronunciata acidosi, grave squilibrio a volte accompagnato da sintomi dolorosi. Una dieta completamente alcalina di frutta e verdura permette all'organismo di riprendersi velocemente da uno stato eccessivamente acido. Tale dieta però non va seguita per più di una o due settimane. Non appena i sintomi cominciano a regredire, è preferibile riprendere un programma alimentare più equilibrato. Ricordate che ognuno possiede una sua personale biochimica, la quale influenza il modo in cui cibi e bevande si ripercuotono sul corpo. Prestate molta attenzione a come vi sentite dopo ogni pasto e correggete la vostra alimentazione di conseguenza.

Alimenti acidificanti e alcalinizzanti

Ora che abbiamo una maggior familiarità con il rapporto tra alimenti ed equilibrio del pH, è importante conoscere quali cibi sono acidificanti, alcalinizzanti o neutri. In linea generale, sono assai pochi gli alimenti e le bevande davvero *neutri*, in termini sia di pH intrinseco sia di effetto sul corpo. Quasi tutte le fonti classificano alimenti e altre sostanze in base al loro effetto scarsamente, mediamente o altamente alcalinizzante e acidificante, ma anche questo sistema di classificazione non è a prova di bomba. La posizione di un alimento sulla scala acido-basica non è sempre definitiva. Per questo motivo, gli alimenti discussi nelle pagine seguenti vengono definiti "acidificanti" o "alcalinizzanti" ricordando che i loro effetti possono variare da lievi a significativi. Ho inoltre limitato la discussione agli alimenti più comuni, per cui l'elenco non è né definitivo né esauriente. Infine, ricordate sempre che i fattori genetici e biochimici, come pure la qualità del cibo, possono influenzare il modo in cui una determinata sostanza agisce sull'organismo. Se riscontrate di avere un'ipersensibilità a un dato alimento, dovrete probabilmente evitarlo del tutto, a prescindere da quanto sia ritenuto benefico, compensandone l'assenza con altri cibi in grado di produrre gli stessi effetti positivi sulla salute.

Alimenti e bevande acidificanti

Tra gli alimenti e le bevande che producono effetti acidificanti o causano formazione di acidi nel corpo troviamo di solito quelli ad alto contenuto di proteine, grassi e carboidrati. Il motivo è che durante il processo digestivo le proteine e i grassi vengono scissi rispettivamente in aminoacidi e acidi grassi. Inoltre, l'elemento costitutivo dei carboidrati è il glucosio, che l'organismo fatica a convertire, producendo quindi elementi che causano formazione di acidi. Riportiamo di seguito le principali categorie alimentari acidificanti.

Alcol

Tutte le bevande alcoliche provocano acidificazione, per cui non stupisce che l'eccessivo consumo di alcol sia associato a malattie come la cirrosi epatica. Il problema è dato da uno dei suoi sottoprodotti, l'*acetaldeide,* che si forma quando l'alcol viene metabolizzato e convertito in un tipo di acido. Allorché si accumula, questa sostanza chimica esercita notevoli effetti tossici in grado di provocare danni al fegato. Ciononondimeno, bere alcol di quando in quando non costituisce un pericolo per la salute. Al contrario, recenti ricerche indicano che un moderato consumo di birra o vino, soprattutto vino rosso grazie al contenuto di antiossidanti, può aumentare il benessere alleviando lo stress e migliorando la digestione. Io raccomando non più di un'unità al giorno per le donne e due per gli uomini. La bevanda alcolica va accompagnata da un bicchiere d'acqua, così da mantenere l'acidificazione al minimo.

Alimenti industriali e raffinati

Le percentuali di diabete, cardiopatie e obesità nella popolazione stanno oggi sfuggendo a ogni controllo e uno dei principali motivi è la quantità di alimenti industriali al supermercato e nei ristoranti. Secondo alcune fonti, il novanta per cento del denaro speso per acquistare alimenti va a prodotti industriali e raffinati, ossia che sono stati chimicamente trattati, hanno perduto il loro stato naturale e sono finiti in sacchetti, scatole o lattine. La gamma è varia: biscotti, dolciumi e altri snack, cereali industriali per la colazione e pasta, come pure le patatine fritte e gli hamburger serviti nei fast food.

Consumare regolarmente questi alimenti nuoce alla salute per vari motivi, incluso il fatto che in genere sono vuoti dal punto di vista nutrizionale, privi di vitamine e minerali. Com'è prevedibile, gli alimenti industriali sono inoltre altamente acidificanti, perché contengono significative quantità di zuccheri e grassi idrogenati (o parzialmente idrogenati), ossia sostanze utilizzate per prolungarne la durata sullo scaffale. Assieme agli aromi artificiali, ai coloranti alimentari e ai conservanti, queste sostanze agiscono sul corpo come dei veleni, alterando i livelli acido-basici e spianando la strada alle patologie croniche. Se desiderate ridurre il rischio di gravi problemi di salute come il cancro, dovreste eliminare del tutto i cibi industriali e raffinati dall'alimentazione.

Bibite gassate

L'azione acidificante delle bibite gassate è duplice, giacché queste contengono grandi quantità di zucchero e di caffeina, due sostanze che, come abbiamo già stabilito, sono nocive e producono acidi. Le bibite gassate traboccano inoltre di sostanze chimiche che agiscono come tossine nel corpo, acuendo lo squilibrio acido-basico e altre condizioni avverse. Secondo Sang Whang, antesignano dell'acqua ionizzata e autore di *Invertire l'invecchiamento*, per neutralizzare un solo bicchiere di bibita gassata occorre consumare trentadue bicchieri d'acqua. Di recente è stato scoperto che il colorante caramello delle bibite gassate viene prodotto unendo ad alte temperature zuccheri, ammoniaca e solfiti. I sottoprodotti di questa reazione chimica sono il 2-*metilimidazolo e il* 4-*metilimidazolo, che il Governo degli Stati Uniti ha attestato essere due sostanze cancerogene.*

Non dovrebbe pertanto essere difficile capire perché le bibite gassate andrebbero eliminate dall'alimentazione. Il consumo di liquidi nell'arco della giornata dovrebbe essere per la maggior parte costituito da acqua, preferibilmente alcalina e ionizzata. Se comunque desiderate una bevanda frizzante ogni tanto, sostituite le bibite con acqua gassata non aromatizzata o acqua di seltz, ma limitatene la frequenza.

Carne, pollame e pesce

A causa dell'alto tenore proteico tutta la carne, i sottoprodotti della carne, il pollame, il pesce e i prodotti di origine animale come le uova provocano acidificazione. Quando tali alimenti sono digeriti e metabolizzati, producono un residuo di acido urico, che può raccogliersi e formare un accumulo di acidi tossici, provocando così acidosi cronica. I grassi animali come il burro e lo strutto, comunemente usati per cucinare e friggere, sono ricchi di acidi grassi saturi, che contribuiscono ai livelli acidi di pH. È inoltre difficile metabolizzarli in maniera adeguata e la cattiva digestione degli acidi grassi saturi genera altri prodotti tossici di scarto che si sommano al carico acido dell'organismo. A peggiorare le cose vi è la presenza di minerali che producono acidi, come il fosforo e lo zolfo nella carne, nonché di ormoni, pesticidi, steroidi e antibiotici spesso riscontrati nei prodotti derivanti da fonti allevate su scala industriale. Queste sostanze chimiche, gran parte delle quali è assai acidificante, alterano ulteriormente l'equilibrio acido-basico e semplicemente non fanno bene.

Purtroppo, l'alimentazione standard è ricca di grassi animali o comunque saturi e pertanto molto acidificante. Non c'è da stupirsi se nella popolazione l'acidosi sia tanto diffusa, per non parlare di altre malattie legate all'alimentazione, come l'obesità. A ogni modo, non è necessario eliminare del tutto carne e pollame, perché una certa quantità di proteine animali contribuisce a una nutrizione bilanciata. Inoltre, quasi tutti i tipi di pesce traboccano di omega-3, acidi grassi essenziali che hanno dimostrato di ridurre il rischio d'infiammazione e di altre patologie degenerative croniche. È tuttavia opportuno limitarne il consumo e scegliere sempre alimenti biologici, da animali allevati allo stato libero o selvaggi.

Cereali

I cereali raffinati e integrali, gruppo che include miglio, avena, riso e frumento, in genere sono acidificanti. Il motivo è che sono principalmente composti da carboidrati, sostanze spesso non di facile digeribilità (soprattutto se siamo allergici o sensibili senza saperlo), per cui tendono a formare parecchi acidi. Inoltre, i cereali contengono *acido fitico*, una sostanza chimica che acidifica il corpo e blocca l'assorbimento di sostanze nutritive vitali. Cionondimeno, i cereali germogliati sono alcalinizzanti ed esercitano sull'organismo un impatto positivo analogo a quello degli ortaggi verdi. Inoltre, i cereali germogliati sono ricchi di vitamine, minerali e altre sostanze nutritive essenziali. Vi suggerisco caldamente di consumare con regolarità i germogli e di usare i cereali non germogliati (come la farina) in quantità limitate. Pane, pasta e cereali da colazione con semi germogliati sono reperibili nei negozi specializzati.

Condimenti (industriali)

La maggior parte dei prodotti industriali in commercio rappresenta una scelta poco sana, ma i principali colpevoli in questa categoria sono ketchup, maionese, senape e salsa di soia industriale. Come la stragrande maggioranza dei cibi industriali, contengono una significativa quantità di zucchero e additivi di sintesi con effetti acidificanti, in grado pertanto di mandare fuori fase il pH. Anziché insaporire i cibi con questi condimenti, è opportuno prendere in considerazione sostituti nutrienti e assai più sani, come erbe e spezie naturali, sale marino e alghe. Se non ve la sentite di eliminare del tutto ketchup e senape, usateli con parsimonia e scegliete sempre prodotti biologici, reperibili al supermercato o nei negozi specializzati.

Dolcificanti artificiali

Molti di coloro che cercano di eliminare lo zucchero dall'alimentazione lo sostituiscono con i dolcificanti artificiali, secondo l'errata ma ampiamente diffusa credenza che siano più sani. I sostituti dello zucchero quali aspartame, saccarina e ciclamati sono invece estremamente acidificanti e molti degli ingredienti chimici che contengono sono stati associati a varie condizioni e sintomi patologici. Se cercate un sostituto dello zucchero, la stevia o lo xilitolo rappresentano alternative accettabili. In linea generale, tuttavia, è preferibile consumare zuccheri naturali in quantità limitate (evitando gli zuccheri aggiunti) piuttosto che immettere nell'organismo dolcificanti di sintesi.

Latte e latticini

Come la carne, il latte e i latticini (prodotti lattiero-caseari) sono buone fonti di proteine, le quali durante il processo digestivo vengono scisse in acidi che si ripercuotono sull'equilibrio del pH. Nella fattispecie, latte e latticini contengono *caseina*, proteina che produce muco, e lattosio, un tipo di zucchero trasformato in acido lattico e spesso difficile da digerire. Agli effetti acidificanti del latte si aggiunge il contenuto di sostanze chimiche, comune nelle marche industriali. Le mucche vengono alimentate con ormoni, antibiotici, pesticidi e centinaia di altre sostanze utilizzate per aumentare la produzione di latte, che poi finiscono nel latte e nei latticini. Per questo motivo, latte e latticini andrebbero consumati con moderazione, senza tuttavia escluderli del tutto. In fin dei conti, i prodotti lattiero-caseari sono ricchi di vitamine e minerali come il calcio, che contribuisce alla salute delle ossa e del sistema immunitario.

Legumi

I legumi sono un tipo di pianta nei cui baccelli sono contenuti semi commestibili: fagioli azuki, fagioli neri, fagioli con l'occhio, ceci, cannellini, fagiolini, piselli, fagioli rossi, lenticchie, fagioli di Lima, borlotti e fagioli di soia. Anche le arachidi sono considerate legumi, perché crescono sottoterra, ma diversamente da piselli e fagioli sviluppano un'escrescenza tuberosa alla radice della pianta. I legumi presentano un alto valore nutrizionale, come pure un equilibrio di proteine e carboidrati complessi. Di solito sono inoltre poveri di calorie.

Pur tuttavia, ad eccezione delle lenticchie possono generare condizioni acide nell'organismo, in particolare le arachidi e i prodotti a base di arachidi, i ceci, i piselli e quasi tutti i tipi di fagiolo. Quando questi elementi sono digeriti e metabolizzati, lasciano un residuo di acido urico che contribuisce all'acidosi. Consumateli comunque con moderazione, per i loro benefici nutrizionali. Prendete inoltre in considerazione l'idea di farli germogliare, ossia di riporli in un contenitore a chiusura ermetica con dell'acqua, sciacquandoli e asciugandoli due volte al giorno fino a quando non germogliano (da uno a cinque giorni). I legumi germogliati sono meno acidificanti e più ricchi di sostanze nutritive.

Prodotti a base di caffeina

Gli alimenti e le bevande di questo gruppo includono cioccolato, cacao, tè e tutte le forme di caffè, incluso quello decaffeinato (che non è interamente privo di caffeina). La caffeina favorisce la produzione di muco nell'organismo, come pure grandi quantità di residui acidi. Nonostante il fatto che gran parte delle persone oggi beva caffè per avere più energia, la sostanza in realtà esaurisce le riserve energetiche del corpo. Si crea così un circolo vizioso nel quale chi beve caffè si rivolge a un'altra dose di caffeina non appena l'iniziale stimolo dell'energia artificiale diminuisce; le tazzine di caffè si sommano, ma non la nostra energia. Conservando un equilibrio acido-basico, è possibile evitare questo problema e disporre comunque di tutta l'energia necessaria... o anche di più.

Prodotti contenenti lievito

Escludendo il lievito di birra e quello per panificazione, i prodotti contenenti lievito (panificati, pane, birra e vino) sono tutti acidificanti, così come lo sono i condimenti e le salse industriali in cui il lievito compare tra gli ingredienti. Inoltre, le condizioni acide prodotte dal lievito alimentano la crescita della *Candida albicans*, il batterio che provoca l'infezione da lievito (*candidosi*) ed è in grado di diffondersi in tutto il corpo. In altre parole, il consumo eccessivo di lievito può dar vita a un ambiente in cui l'acidità chiama altra acidità. Chi soffre d'infezione da lievito di solito presenta anche condizioni mediche quali ansia e depressione, infezioni batteriche e micotiche, disturbi gastrointestinali e problemi respiratori, per non parlare di allergie, sbalzi d'umore e anomalie del sonno. È quindi importante limitare il consumo di alimenti fermentati e carboidrati raffinati, eliminando completamente i prodotti industriali che contengono zuccheri aggiunti.

Semi e frutta secca a guscio

Una volta consumati, semi e frutta secca a guscio abbassano i livelli di pH e favoriscono l'acidità a causa del loro contenuto di fosforo, zolfo e grassi. L'unica eccezione alla regola è data da mandorle e noci brasiliane, due frutti ricchi di sostanze nutritive e antiossidanti (v. pag. 156). Invece, semi di zucca, semi di sesamo, semi di girasole, anacardi, nocciole, noci pecan e noci una volta digeriti possono esercitare tutti un effetto acidificante. Cionondimeno, avendo semi e frutta secca un elevato valore nutrizionale, è buona cosa seguitare a consumarli, in quantità moderata. Potete inoltre ridurre gli effetti acidificanti mettendoli per una notte in ammollo in acqua, in modo che germoglino.

Zucchero

La cosiddetta alimentazione standard abbonda di alimenti ricchissimi di zucchero, sia esso zucchero bianco, zucchero integrale, zucchero di canna, sciroppo di mais o di datteri. Fruttosio, galattosio, glucosio, maltosio, mannitolo e sorbitolo sono altre forme di zucchero riscontrate in grandi quantità negli alimenti e nelle bevande che consumiamo regolarmente. Per non parlare di miele, sciroppi, melassa e altre sostanze ricche di zucchero usate per addolcire e accompagnare gli alimenti.

Lo zucchero, soprattutto quello bianco industriale, costituisce un grave rischio per la salute, a causa della sua reazione nell'organismo. Lo zucchero bianco, principale ingrediente di alimenti come caramelle, biscotti, pasticceria e gelatine, è zucchero raffinato, ossia privato di vitamine, minerali ed enzimi. Quest'assenza complica il processo di digestione e assimilazione, perché il corpo deve attingere alle sue riserve di minerali e vitamine allo scopo di trasformare lo zucchero in energia. Le sostanze nutritive necessarie a svolgere le nostre funzioni fisiologiche di base (per esempio neutralizzare gli acidi nocivi) si esauriscono, cosa che altera le attività dell'organismo e la stabilità in generale.

Per di più, lo zucchero funge da carburante per microrganismi come le cellule tumorali, consentendo loro di invadere l'organismo e proliferare. Anche quando questi microrganismi vengono distrutti, la loro decomposizione genera fermentazione, processo che alimenta le condizioni acide interne. Ovviamente, l'acidità spiana la strada alle malattie. La nostra salute beneficerà di un notevole miglioramento se riduciamo in maniera significativa l'assunzione di zuccheri aggiunti o, meglio ancora, se li eliminiamo del tutto. Limitatevi pertanto agli alimenti che contengono zuccheri in maniera naturale, come la frutta, consumandoli però in quantità moderata, a eccezione di frutti alcalinizzanti come limoni, lime e avocado.

Sebbene questi alimenti e queste bevande presentino effetti acidificanti, non andrebbero esclusi del tutto, a meno che non soffriate di acidosi cronica o siate stati consigliati dal vostro medico. Includete dunque ai pasti piccole quantità di alimenti acidificanti ma nutrienti, assicurandovi comunque che ciascun pasto si basi su una delle categorie di cibi alcalinizzanti di seguito delineate.

Alimenti alcalinizzanti

Gli alimenti e le bevande descritti nelle pagine successive sono quelli che dovrebbero costituire oltre la metà della vostra alimentazione e all'incirca l'ottanta per cento se soffrite di acidosi. Una sostanza esercita un effetto alcalinizzante sul corpo se contiene minerali alcalini. Inoltre, gli alimenti alcalinizzanti non producono alcun residuo acido quando vengono digeriti e metabolizzati, indipendentemente dalla quantità consumata in un pasto. Sebbene gli ortaggi colorati, soprattutto quelli verdi, siano pubblicizzati come alimenti alcalinizzanti di primaria importanza, esistono parecchie altre fonti alimentari in grado di riportare in equilibrio i livelli di pH. Tra queste, erbe aromatiche, germogli, certa frutta fresca e secca e gli oli spremuti a freddo.

Condimenti (naturali)

Erbe aromatiche, spezie e vari tipi di sale di solito non vengono considerati condimenti ma lo sono e dovrebbero, se ancora così non è, venire usati con regolarità durante la preparazione dei pasti. Pepe di Caienna, cannella, aglio, origano e salvia possono conferire alle pietanze più sapore senza i grassi, gli zuccheri e gli altri additivi acidificanti presenti nei condimenti industriali. Il sale marino e quello bretone rappresentano un sano sostituto del sale da tavola, il quale favorisce anch'esso le condizioni acide dell'organismo. Erbe aromatiche naturali, spezie e vari tipi di sale contribuiscono a mantenere in equilibrio i livelli acido-basici, insaporendo nel contempo i piatti.

Frutta

Come menzionato in precedenza, gli zuccheri naturali di molti frutti possono produrre acidificazione. Per questo motivo è consigliabile consumarli con moderazione, soprattutto in presenza di glicemia elevata o problemi di peso. Ci sono tuttavia delle eccezioni alla regola. Avocado, banane, pompelmi, limoni, lime e pomodori sono frutti con un forte potere alcalinizzante una volta metabolizzati, nonostante il fatto che alcuni (in particolare pompelmi, limoni e lime) siano intrinsecamente acidi. Questi ultimi tre frutti sono anche ricchissimi di ossigeno, che ne potenzia le capacità alcalinizzanti. Per queste proprietà, io consiglio di aggiungere succo di limone (o lime, se preferite) spremuto fresco all'acqua alcalina ionizzata, bevendone almeno un bicchiere al giorno. Così facendo, potenzierete l'equilibrio acido-basico, rivitalizzando nel contempo il corpo, modo ideale per cominciare la giornata. Per sfruttarne al massimo i benefici, dopo aver bevuto questo bicchiere d'acqua aspettate mezz'ora prima di consumare la colazione.

È opportuno fare un accenno anche alla frutta

secca. Quantunque il suo contenuto di zucchero sia alquanto elevato, alcalinizza il corpo, perché il processo di essiccazione elimina l'acidità mediante l'ossidazione. Per sfruttarne al massimo i benefici è tuttavia opportuno acquistare frutta secca biologica, perché quella comunemente in commercio in genere utilizza come conservante lo zolfo, sostanza chimica acidificante. A causa della sua concentrazione di zucchero, è comunque consigliabile limitarne il consumo.

Frutta secca a guscio

Già sappiamo che la maggior parte della frutta secca a guscio è acidificante (v. pag. 151), ma cosa dire di quelle apprezzabili eccezioni, ossia le noci brasiliane e le mandorle? Diversamente dagli altri tipi di frutta secca a guscio, questi due alcalinizzano l'organismo. Inoltre, le noci brasiliane contengono selenio, un potente antiossidante che ha dimostrato proprietà antitumorali (ricordatevi comunque di limitare il consumo di queste grosse noci a una al giorno, perché troppo selenio può rendere fragili le unghie e diradare i capelli). Anche le mandorle portano benefici e possono essere consumate al naturale oppure sotto forma di deliziosa bevanda, il latte di mandorle, un ottimo sostituto del latte di mucca e del latte di soia, che sono acidificanti.

Germogli

Ho già accennato ai benefici della germogliazione di alimenti normalmente acidificanti come legumi e cereali. La germogliazione trasforma il contenuto nutrizionale degli alimenti, aumentando la quantità di vitamine e di minerali nonché migliorandone la digeribilità. Proteine, grassi e amidi vengono trasformati in amminoacidi, acidi grassi e zuccheri vegetali assai più facilmente assimilabili dall'organismo. Inoltre, i germogli sono ricchi di energia e di altre sostanze nutritive vitali, come pure di enzimi e di proteine utili alla salute.

In quasi tutti i negozi di alimenti biologici e nei supermercati sono in vendita legumi, semi e cereali germogliati, ma imparare a germogliare a casa vi renderà meno dipendenti dai prodotti in commercio. Il processo di germogliazione è semplice e richiede soltanto acqua, barattoli di vetro e un luogo fresco. Preparare da sé i germogli ne garantisce la freschezza e una riserva illimitata. Il potenziale alcalinizzante di questi alimenti è nelle vostre mani e letteralmente nella vostra cucina.

Oli spremuti a freddo

Gli oli spremuti a freddo vengono estratti dalle loro fonti alimentari, in genere frutta secca e semi, senza ricorrere a calore o sostanze chimiche, metodi comunemente usati nell'industria. Questi metodi industriali di estrazione non solo distruggono alcune delle sostanze nutritive, ma portano gli oli a scindersi durante la lavorazione, rendendoli più difficili da digerire. Gli oli spremuti a freddo invece vengono prodotti a basse temperature macinando frutta secca o semi e perciò mantengono il loro valore nutrizionale. Consumando oli spremuti a freddo da fonti quali borragine, colza, enotera, semi di lino, vinaccioli e oliva, il corpo ne viene completamente alcalinizzato. È utile cuocere gli alimenti con olio d'oliva o di colza, usando gli altri per insaporirli dopo la cottura.

Ortaggi

Alla base di qualsiasi pasto alcalinizzante dovrebbero esserci ortaggi freschi e colorati in abbondanza. Se mangiate per raggiungere un equilibrio acido-basico, il pranzo e la cena dovrebbero essere costituiti principalmente da ortaggi verdi a foglia oppure dai colori vivaci, come asparagi, barbabietole, broccoli, cavoli, carote, peperoni, ravanelli, cipolle rosse, spinaci, zucca e zucchine. Tutti questi ortaggi (e anche altri) sono ottime fonti di minerali alcalinizzanti, come pure di sali, enzimi, fibre, vitamine e altre fitosostanze nutritive. Detto ciò, i più benefici sono gli ortaggi verdi, perché contengono *clorofilla*, una sostanza che depura il corpo e favorisce un buono stato di salute. Idealmente, la porzione di verdura cruda da consumare ogni giorno dovrebbe essere ragguardevole; il resto può essere cotto in padella o al vapore. Gli alimenti cotti tendono a essere meno alcalinizzanti e cuocere gli ortaggi in eccesso inattiva certi enzimi necessari a una sana digestione.

Per quanto riguarda l'acquisto e il consumo degli ortaggi, occorre fare alcune considerazioni. Nei negozi di alimenti biologici, al supermercato e nei mercati del posto sono oggigiorno ampiamente disponibili alimenti non raffinati, ragion per cui ai prodotti di natura industriale è opportuno preferire quelli biologici. I prodotti biologici sono privi di pesticidi e di altre sostanze chimiche usate per coltivare e conservare gli ortaggi della filiera convenzionale. In questo modo, vi assicurerete di non immettere nel corpo inutili tossine. Chiaramente è sempre opportuno lavare i prodotti prima di consumarli, indipendentemente da dove sono stati acquistati. Usare l'acqua acida ionizzata garantirà che batteri e sostanze chimiche tossiche vengano neutralizzati. Infine, se siete sensibili allo zucchero (per esempio in caso d'ipoglicemia o iperglicemia), dovreste evitare di consumare ortaggi con un alto contenuto di zuccheri naturali, come barbabietole, carote e zucca. Una volta stabilizzato il problema, questi alimenti possono essere gradualmente reintrodotti nell'alimentazione e consumati con moderazione.

Se consumati assieme all'acqua alcalina ionizzata, i suddetti alimenti vi permetteranno di conseguire un equilibrio acido-basico, come pure di godere di tutti i benefici che ne derivano. Ideando un'alimentazione quotidiana principalmente basata su fonti alcalinizzanti e minimizzando il consumo di cibi acidificanti, potenzierete la capacità del vostro corpo di mantenersi in buona salute.

Le combinazioni alimentari

Volendo ottimizzare i benefici per la salute dati dall'alimentazione, è opportuno conoscere alcune cose sulle combinazioni alimentari, parte importante della nutrizione. Una corretta *combinazione alimentare* significa programmare pasti e spuntini basati sulla compatibilità di certi alimenti durante la digestione. Per esempio, i cibi ricchi di proteine come pesce, pollame e carne vengono digeriti nello stomaco e richiedono un ambiente assai acido. Al contrario, gli amidacei ricchi di carboidrati come pane, patate e pasta iniziano a essere digeriti subito dopo la masticazione e concludono il processo nell'intestino tenue, che richiede condizioni lievemente alcaline. Come potete vedere, consumando alimenti altamente proteici e alimenti ricchi di carboidrati nello stesso pasto, devono aver luogo contemporaneamente due processi del tutto diversi affinché la digestione vada in porto. La cosa non è proprio possibile. Gli alimenti (sia la carne sia le patate) rimangono pertanto parzialmente non digeriti nell'organismo, il che fa sì che molte delle sostanze nutritive vadano sprecate. Inoltre, le particelle di cibo non digerite si accumulano nel colon, dove si decompongono, dopodiché fermentano producendo muco e tossine dannose.

Abbinando in maniera corretta gli alimenti, invece, il problema può essere evitato e questo permette di sfruttare al massimo il valore nutrizionale dei pasti. Ecco alcune fondamentali linee guida delle combinazioni, che vi aiuteranno a compiere scelte alimentari più intelligenti e più sane, a sostegno dell'equilibrio acido-basico.

- Non consumate alimenti ricchi di proteine (latticini, pesce, carne, pollame) assieme a carboidrati ricchi di amido (patate, igname, frumento e prodotti a base di cereali). Tra gli esempi troviamo bistecca con patate e panini con pollo, roast beef, tonno e tacchino.

- Se desiderate includere un carboidrato in un pasto a base di proteine, scegliete ortaggi ricchi di carboidrati ma non amidacei, come quelli a foglia verde. In questa categoria rientra anche la maggior parte dei prodotti colorati, quali cavoli, carote e zucca. Questi ortaggi non interferiscono nella digestione di proteine o carboidrati amidacei.
- La frutta è preferibile consumarla come spuntino anziché durante i pasti, con l'eccezione di avocado e pomodori.
- Durante i pasti sforzatevi di non bere acqua, soprattutto quando consumate alimenti ricchi di proteine, perché rischiate di diluire i succhi gastrici necessari a scindere gli alimenti solidi. Bevete invece acqua venti minuti prima di mangiare o un'ora dopo.
- Masticate con cura il cibo prima di inghiottirlo, per aiutare il processo digestivo.

Usare queste linee guida per pasti e spuntini permetterà all'organismo non solo di digerire e assorbire il cibo con più facilità, ma anche di ricavarne quanti più benefici nutrizionali possibile. Combinare il cibo in maniera corretta aumenta in modo naturale l'energia e il metabolismo; inoltre, alleviando il carico di lavoro sull'organismo, noterete ben presto una differenza positiva nel vostro stato di salute.

Conclusione

Come ha dimostrato questo capitolo, l'equilibrio acido-basico è essenziale per un ottimale benessere. Tutto ciò che mangiamo e beviamo influenza i livelli di acidità o alcalinità del corpo, per cui è importante seguire un'alimentazione che prenda in considerazione questo fatto. Una dieta a pH equilibrato è particolarmente importante per chi beve acqua ionizzata, giacché un consumo eccessivo di alimenti acidi rischia rapidamente di invalidare i potenti effetti terapeutici di quest'acqua. Per trasformare davvero lo stato di salute, acqua *e* cibo alcalinizzanti sono di capitale importanza. In aggiunta, imparare a combinare nel modo giusto gli alimenti migliora la digestione e il valore nutrizionale dei pasti, cosa che ci permette letteralmente di bere e mangiare alla nostra salute. Se unita a un regolare consumo di acqua ionizzata, un'alimentazione quotidiana ricca di ortaggi verdi, semi e legumi germogliati, come pure di altri alimenti alcalinizzanti, vi avvierà verso una miglior salute, una maggior energia e un'assenza di malattie.

Capitolo 8

GUIDA ALL'ACQUISTO DEGLI IONIZZATORI

Dopo aver letto i primi sette capitoli di questo libro, avete tutte le informazioni necessarie per incamminarvi senza indugi verso un migliore stato di salute e più energia. Adesso conoscete la fondamentale importanza di una corretta idratazione e dell'equilibrio acido-basico per il benessere, come pure il modo in cui questi due sono intimamente legati. Siete inoltre venuti a conoscenza del fenomeno della ionizzazione, che produce acqua identica a quella dei ghiacciai nella valle dell'Hunza, la quale da secoli dona longevità e salute ottimale alla popolazione. Possedete dettagliate informazioni sulle capacità terapeutiche dell'acqua ionizzata, dalle sue funzioni interne di antiossidante e agente alcalinizzante ai suoi usi esterni come potente disinfettante. Infine, vi sono state date linee guida nutrizionali per conseguire un equilibrio acido-basico mediante l'alimentazione, in modo da conservare i potenti benefici dell'acqua ionizzata. Manca però ancora una cosa: uno ionizzatore.

Come qualsiasi altro grosso acquisto, uno ionizzatore è un investimento che richiede valutazione e ricerche accurate. Gli ionizzatori non sono economici, perciò è importante acquistarne uno di buona qualità che risponda ai vostri bisogni di salute individuali ma anche al vostro budget e per farlo vi occorrono le informazioni giuste. Internet può costituire una preziosa risorsa come pure una trappola, giacché offre una miniera di utili informazioni ma anche schemi pubblicitari manipolanti. Per di più, considerato che gli ionizzatori sono macchine sofisticate, è assolutamente necessario capire come funzionano, come usarle e come *non* usarle, soprattutto quando si tratta della salute. Questo capitolo pertanto è da intendersi come una guida all'acquisto e all'uso degli ionizzatori, cosicché il vostro passaggio a uno stile di vita più sano risulti più semplice, più sicuro e senza stress.

Acquistare uno ionizzatore

Leggendo questo libro, forse avete consultato la fascia di prezzo di uno ionizzatore standard. Se lo avete fatto, sapete già che di solito gli ionizzatori vanno dai 1500 ai 2000 euro in media, con punte fino a 5000. Ovviamente, non è un acquisto da prendere alla leggera. Nello stesso tempo, però, il prezzo non dovrebbe costituire un deterrente. Se non siete sicuri di potervi permettere uno ionizzatore, calcolate quanto denaro spendete ogni anno o anche ogni mese per l'acqua in bottiglia, diventata ormai una voce fissa nella lista della spesa di quasi tutte le famiglie. Se ogni giorno bevete anche solo una bottiglietta d'acqua da mezzo litro al prezzo di un euro, ogni anno finite con lo spendere oltre trecento euro e solo per un quarto del vostro fabbisogno idrico giornaliero. La cifra diventa astronomica se calcolata nell'arco di un decennio o più. Acquistare uno ionizzatore forse vi costringerà ad anticipare mille euro, ma la spesa per l'acqua in sostanza si conclude con la transazione iniziale.

È comunque importante assicurarsi che il denaro impiegato sia ben speso. Come qualsiasi altro apparecchio, lo ionizzatore è redditizio solo se offre affidabilità, garantisce la qualità ed è prodotto da un'azienda con una solida reputazione. Ugualmente importante, se non di più, risulta acquistare uno ionizzatore che soddisfi i bisogni individuali e quelli della famiglia. Svolgendo ricerche e confrontando i diversi ionizzatori, considerate le seguenti domande:

- **QUAL È L'INTERVALLO DI pH DELL'ACQUA PRODOTTA DALLO IONIZZATORE?** Generalmente parlando, se lo ionizzatore non produce un'acqua con un intervallo di pH per lo meno da 4 a 9,5, non andrebbe preso in considerazione.

- **IL PANNELLO DI CONTROLLO È FACILE DA USARE?** È importante che uno ionizzatore presenti numerose opzioni e regolazioni, ma troppe rischiano di rendere complicata l'operazione. Idealmente, il pannello di controllo dovrebbe essere intuitivo e non richiedere lunghe istruzioni.

- **QUANTI ELETTRODI/PIASTRE ELETTROLITICHE HA LO IONIZZATORE?** Come ricorderete dal capitolo 3 gli elettrodi (o piastre), posizionati nella camera elettrolitica, svolgono un ruolo centrale nel processo di ionizzazione. Il numero di elettrodi in un'unità rappresenta uno dei principali fattori che determinano il potenziale di ossidoriduzione (ORP) dell'acqua alcalina: più sono gli elettrodi, maggiore sarà l'ORP. Gli ionizzatori possono avere fino a sette elettrodi, ma questi modelli producono un'acqua dal pH estremamente alto, non adatta a essere bevuta. In genere, tre o quattro elettrodi dovrebbero essere sufficienti.

- **Gli elettrodi sono rivestiti di platino?** Questo dettaglio è più importante di quanto appaia, perché il rivestimento di platino garantisce la protezione dai danni dell'acqua. Se gli elettrodi sono semplicemente dipinti di platino, il nucleo di titanio rischia di corrodersi, compromettendo il funzionamento generale dello ionizzatore.

- **Che tipo di filtro presenta uno ionizzatore?** In genere si consiglia di acquistare uno ionizzatore con filtro a carboni attivi, da sostituire ogni nove-diciotto mesi soltanto. La maggior parte degli ionizzatori possiede questo tipo di filtro, ma ce ne sono alcuni che utilizzano l'osmosi inversa con filtri rimineralizzanti (come pure altri avanzati sistemi di filtraggio) per eliminare sostanze contaminanti come il fluoruro. Tuttavia, rischiano di conferire all'acqua un lieve sapore metallico.

- **L'apparecchio possiede una qualche certificazione?** Su scala regionale, nazionale e internazionale esistono organizzazioni ed enti che si occupano di testare e certificare i prodotti secondo determinati standard.

Di solito le certificazioni di un prodotto sono riportate sul sito web del produttore, ma è comunque possibile contattare direttamente l'azienda per ulteriori informazioni.

- **Il nome del produttore è importante?** Non esiste una regola che dia la preferenza a marche note, tuttavia occorre fare attenzione quando si acquista da un'azienda di cui non abbiamo mai sentito parlare prima, soprattutto se l'acquisto è online. Le aziende di fama consolidata possono essere in grado di offrire una miglior garanzia, cioè qualcosa da richiedere sempre quando si acquista un oggetto costoso. Inoltre, le aziende maggiori hanno la possibilità di offrire un'assistenza clienti gratuita e vendere parti aggiuntive come i filtri, permettendovi così alla fine di risparmiare denaro.

- **Quali sono le opzioni d'installazione?** La maggior parte degli ionizzatori da casa è fatta per essere collocata su un ripiano, ossia lo strumento si collega al rubinetto e viene posizionato accanto al lavello. Ci sono altri modelli che possono essere installati sotto il lavello e collegati direttamente ai tubi dell'acqua, da preferire per motivi estetici oppure se lo spazio sul ripiano è limitato.

Come per qualsiasi altra cosa, decidere quale ionizzatore acquistare dipende interamente dalla praticità e dalle preferenze personali. Con il buonsenso e un po' di cautela negli acquisti è possibile investire in maniera intelligente il denaro acquistando un apparecchio affidabile che produca acqua di qualità sia acida sia alcalina.

Rammentate tuttavia che "più costoso" non significa necessariamente "migliore". In commercio esistono tantissimi ionizzatori affidabili e a prezzi ragionevoli. Sapere cosa cercare e quali domande porre vi aiuterà a evitare le comuni tattiche di marketing che hanno lo scopo di svuotarvi le tasche. Facendo qualche ricerca, di sicuro troverete uno ionizzatore adatto al vostro stile di vita e ai vostri mezzi. L'inserto a pag. 171 fornisce utili informazioni su pregiudizi e realtà degli ionizzatori, fatti di cui dovreste essere a conoscenza prima dell'acquisto.

IONIZZATORI: VERO O FALSO?

Le nuove tecnologie sono spesso accompagnate da una moltitudine di domande e fraintendimenti; l'acqua ionizzata non fa eccezione. Viaggiando per il mondo durante le mie conferenze sui suoi benefici per la salute, ho riscontrato che sull'acqua ionizzata e sugli ionizzatori esistono varie credenze comuni. Esaminiamone alcune per stabilire se sono vere o false.

1. Ionizzazione non vuol dire filtraggio: vero. Ionizzazione e filtraggio sono due processi molto diversi, tuttavia ogni ionizzatore dispone di un qualche sistema di filtraggio. I filtri infatti prolungano la vita dell'apparecchio, perché l'acqua sporca può far corrodere gli elettrodi o le piastre elettrolitiche. Non è possibile produrre acqua pura senza l'aiuto di un filtro, perciò prima di acquistare uno ionizzatore assicuratevi di sapere che tipo di filtro utilizza (per ulteriori informazioni sui diversi tipi di filtri, v. pag. 168).
2. L'acqua ionizzata è fonte di ossigeno: falso. Questo equivoco è molto probabilmente dovuto al fatto che in un bicchiere d'acqua ionizzata si possono vedere minuscole bolle, il che indica semplicemente il potere antiossidante dell'acqua. Soltanto i pesci sono in grado di assorbire ossigeno attraverso lo stomaco; in quanto esseri umani,

ricaviamo il nostro ossigeno *unicamente* dall'aria che respiriamo nei polmoni. Cionondimeno, è vero che bere acqua alcalina ionizzata favorisce l'ossigenazione dell'organismo alimentando il corretto equilibrio del pH nel flusso sanguigno. Più il sangue si avvicina all'equilibrio del pH, maggiore è la sua capacità di trasportare ossigeno.

3. Gli ionizzatori possono non essere in grado di eliminare tutte le sostanze contaminanti nell'acqua: vero. Quantunque gli ionizzatori rimuovano gran parte delle impurità, alcune sostanze chimiche come il fluoruro sono difficili da eliminare. Ciò detto, filtrano comunque fino al novantanove per cento delle tossine, a seconda dei filtri usati.
4. Dato che l'acqua ionizzata permea più facilmente e profondamente le cellule, lo stesso rischiano di fare le sostanze contaminanti che magari contiene: falso. Per fortuna, la piccola quantità di tossine che può rimanere nell'acqua *non* arriva alle cellule. Forse ricorderete dal capitolo 3 che l'acqua entra nelle cellule attraverso canali chiamati acquaporine, simili a un impianto idraulico. Le acquaporine rendono possibile il rapido afflusso dell'acqua alle cellule e nel contempo la filtrano, bloccando la strada a impurità e materiali insolubili. Non c'è dunque da preoccuparsi che tossine come il fluoruro penetrino in cellule e tessuti.

Installazione dello ionizzatore

Una volta acquistato lo ionizzatore, il passo successivo è l'installazione. Se utilizzate un metodo d'installazione standard (collocare lo ionizzatore sul ripiano o collegarlo direttamente alle tubature sotto il lavello), probabilmente l'aiuto di un idraulico non sarà necessario. La maggior parte degli ionizzatori include un manuale d'istruzioni che vi guiderà durante l'installazione. Tuttavia, se l'apparecchio richiede un'installazione personalizzata oppure se anziché il rubinetto usate l'acqua del pozzo, forse avrete bisogno di ricorrere a un professionista.

Dopo aver installato lo ionizzatore, è opportuno assicurarsi che funzioni correttamente testando il pH dell'acqua prodotta. Tre sono i principali fattori che influiscono sull'alcalinità dell'acqua ionizzata: la quantità di carica elettrica, la quantità di minerali nell'acqua della fonte e la rapidità del flusso attraverso gli elettrodi o le piastre. Per determinare l'alcalinità dell'acqua, si possono usare le cartine al tornasole (v. pag. 42), ma un piaccametro digitale, poco costoso e facilmente reperibile online o nei negozi di articoli sanitari, probabilmente fornirà una lettura più accurata. È altresì possibile misurare le proprietà antiossidanti dell'acqua versandola in un bicchiere pulito e osservando se compaiono minuscole bolle. Queste bolle indicano che l'acqua possiede un buon potenziale ossidoriduttivo.

Se ambedue i suddetti test mostrano che il pH dell'acqua è ancora inferiore a 8, provate a farla scorrere meno velocemente; in questo modo il contatto con gli elettrodi viene prolungato e il pH si alza. Non allarmatevi se all'inizio l'acqua presenta un colore più scuro, perché è semplicemente dovuto al fatto che i filtri vengono usati per la prima volta. Fate scorrere l'acqua per venti o trenta secondi e aspettate che riacquisti la normale trasparenza. Se lo ionizzatore seguita a produrre acqua di colore scuro, è opportuno contattare il produttore per capire se l'apparecchio non stia funzionando male.

È importante imparare a usare correttamente lo ionizzatore e leggere il manuale d'istruzioni prima di cominciare a ionizzare l'acqua, soprattutto quella per il consumo. Quando si tratta della salute, si impone un approccio responsabile e cauto.

Uso dello ionizzatore

Anche se il pH ideale dell'acqua ionizzata è compreso tra 9 e 9,5, per abituare gradatamente l'organismo sarebbe preferibile incominciare con un pH lievemente inferiore di 8-8,5, in genere il valore alcalino più basso su questi strumenti. Inoltre, non cominciate subito a soddisfare l'intero fabbisogno idrico quotidiano con acqua alcalina ionizzata. Iniziate piuttosto bevendo da uno a tre bicchieri da 250 ml (con pH tra 8 e 8,5) al giorno, dopodiché aumentate lentamente la quantità e il livello di alcalinità ogni settimana. Introducendo pian piano l'acqua alcalina ionizzata nel corpo, permetterete al sistema di disintossicarsi in maniera moderata ma regolare. Se le tossine vengono espulse troppo rapidamente (per la maggior assorbibilità dell'acqua), possono verificarsi sgradevoli effetti collaterali come nausea e mal di testa. Tali sintomi compaiono anche consumando acqua con un pH superiore a 10, perciò attenetevi all'intervallo corretto e state attenti a non esagerare; ricordate che il troppo stroppia *davvero*. In breve tempo, tutta l'acqua che consumerete sarà ionizzata.

Ricordate tuttavia che, affinché questo avvenga, il tempo varia da persona a persona. Per esempio, gli individui più anziani dovrebbero incorporare nel loro regime quotidiano l'acqua alcalina ionizzata con una rapidità inferiore a quella di altre persone, perché per vari decenni il loro organismo si è abituato alle tossine acide. Analogamente, chi soffre di acidosi cronica e altri problemi di salute dovrebbe cominciare con un pH più basso possibile, aumentando gradualmente man mano che il corpo diventa meno acido. L'acqua molto alcalina non è consigliabile a nessuno. Neonati, bambini e adolescenti, tutti in fase di crescita, dovrebbero consumare solo acqua lievemente alcalina, con un pH da 8 a 8,5, così da permettere al corpo di sviluppare una naturale linea di difesa contro l'acidità. In ultima analisi, il pH dell'acqua da bere dipende dall'età e dal livello globale di salute. Per determinare il corretto regime di acqua alcalina ionizzata è opportuno rivolgersi al proprio terapeuta.

La cosa più importante è prestare sempre ascolto a ciò che il corpo comunica. Ecco alcuni altri punti fondamentali da tenere a mente quando si comincia a usare uno ionizzatore.

- **Non assumete i farmaci con l'acqua ionizzata** L'acqua alcalina ionizzata viene trasportata e assorbita molto rapidamente nel corpo, per cui può velocizzare l'assimilazione delle sostanze. Quest'acqua rischia così di interferire con i farmaci, i quali sono stati studiati per produrre un effetto a una determinata velocità. Inoltre, le proprietà antiossidanti dell'acqua possono neutralizzare certi farmaci. Per questi motivi, assicuratevi di assumere i farmaci almeno un'ora prima o un'ora dopo il consumo di acqua ionizzata.

- **Non bevete acqua ionizzata ai pasti o in prossimità** L'acqua alcalina rischia di alterare la digestione neutralizzando gli acidi necessari a scindere il cibo in sostanze nutritive e scorie. È preferibile evitare di bere acqua alcalina ionizzata almeno mezz'ora prima e dopo pasti e spuntini. Selezionate invece un pH neutro (se l'opzione è presente), che vi permetterà di bere acqua filtrata ma non ionizzata.

- **Non date ai vostri animali acqua molto alcalina** È comprensibile che vogliate offrire ai vostri animali acqua sana, ma assicuratevi che sia solo lievemente alcalina. Se l'animale è molto malato, prima di dargli acqua con un pH maggiore è opportuno consultare il veterinario. Non usate mai acqua alcalina ionizzata per riempire l'acquario dei pesci.

- **Per benefici ottimali, bevete l'acqua alcalina ionizzata nel giro di un giorno dalla ionizzazione** L'alcalinità può durare per qualche settimana, ma è maggiore nei primi tre giorni dalla ionizzazione. Per di più, le proprietà antiossidanti durano soltanto dalle diciotto alle ventiquattro ore. È pertanto preferibile bere l'acqua quando è fresca e quindi più alcalinizzante, antiossidante e ricca di elettroni.

- **L'acqua ionizzata si può conservare** Se non desiderate bere o usare l'acqua immediatamente, la potete riporre in frigorifero, in un contenitore a chiusura ermetica di vetro o di acciaio inossidabile. Non versate l'acqua in un contenitore di alluminio e non tenetela per più di un giorno, se volete conservarne le proprietà terapeutiche.

- **Non bevete mai l'acqua acida** Ho sottolineato questa importante regola in precedenza, ma vale la pena ripeterla. Bere acqua acida ionizzata altera l'equilibrio interno e rischia di causare ossidazione, che indebolisce il sistema immunitario e quindi accresce il rischio di malattie.

- **Non abbiate paura dell'iperalcalinità** Se avete abituato lentamente l'organismo al consumo regolare di acqua ionizzata, non c'è motivo di temere un'*iper*alcalinità del corpo. È possibile bere fino a quattro o otto litri al giorno senza problemi. Il corpo produce acidi in maniera abituale nel corso delle sue attività quotidiane, come respirare e utilizzare l'energia. L'acqua alcalina è sempre di grande beneficio, a patto di non berne un litro o più all'ora.

Vi renderete ben presto conto di quanto sia utile e comodo lo ionizzatore. Tutti i familiari possono bere acqua con un pH adatto all'età, al livello dell'equilibrio acido-basico e alla salute in generale. L'acqua può anche essere usata in cucina, per far risaltare maggiormente il colore, la consistenza e il sapore naturale degli alimenti. Ogni pasto sarà squisito. Inoltre, l'acqua alcalina ionizzata possiede un sapore dolce che la rende piacevole da bere e, diversamente dalla normale acqua di rubinetto o da quella in bottiglia, non produce fastidiosi gonfiori. Perciò in alto i calici e brindate!

Conclusione

Può occorrere del tempo per abituarsi all'acqua ionizzata, perché il suo sapore è leggermente diverso da quello dell'acqua di rubinetto acida e colma di sostanze chimiche che siamo abituati a bere. Non ci vorrà tuttavia molto prima di cominciare a chiedersi come abbiamo fatto a vivere *senza* ionizzatore. Questo apparecchio da solo è in grado di regalarci energia in abbondanza e miglior salute; è davvero un elettrodomestico che cambia la vita. Vi invito a utilizzare le informazioni di questo capitolo per acquistare uno ionizzatore adatto alle necessità vostre e dei vostri familiari, così da produrre acqua sana per bere, cucinare, disinfettare e per tutto ciò che vi occorre.

CONCLUSIONE

Viviamo in un'epoca in cui la salute rappresenta una crescente preoccupazione, a livello sia personale sia nazionale. I costi della sanità crescono ogni anno di più e migliorarne la qualità o l'accessibilità rimane un problema dibattuto e da risolvere. Ogni settimana sembra portare con sé un altro studio medico, un'altra trovata alimentare, un'altra innovazione per la forma fisica e il flusso infinito di nuove informazioni rende difficile distinguere il vero dal falso, trasformando inoltre l'importanza del salvaguardare la salute in una fonte di stress e confusione, cosa che non dovrebbe mai essere. Quantunque l'argomento dell'acqua ionizzata non sia estraneo a propaganda e disinformazione, questo libro ha cercato di chiarire un argomento complicato e controverso, in modo da permettervi di prendere decisioni informate in merito alla vostra salute e a quella dei vostri cari.

Come per qualsiasi altra nuova tecnologia, le ricerche sull'acqua ionizzata si stanno tuttora evolvendo. Un fatto però è indiscutibile: l'acqua che beviamo esercita un significativo impatto sullo stato della nostra salute. L'acqua è fonte di tutta la vita, alimenta il corpo e gli trasmette l'energia, le sostanze nutritive e l'ossigeno necessari a svolgere le essenziali attività biologiche. Purtroppo, il corpo umano ha bisogno di più acqua rispetto a quella che spesso gli diamo; inoltre, richiede acqua *più sana* di quella che fuoriesce dal rubinetto della cucina o è contenuta nelle bottiglie del supermercato. L'insufficiente consumo e l'acqua di rubinetto poco sana hanno avuto come conseguenza una popolazione con problemi di salute ampiamente causati dalla disidratazione e dall'acidosi cronica, due condizioni non ancora oggetto delle attuali discussioni mediche.

Ionizzare l'acqua è un modo di risolvere questa nascente crisi sanitaria. Bevendo regolarmente acqua alcalina ionizzata è possibile riportare l'organismo al suo naturale stato di equilibrio interno, combattendo molte condizioni croniche, dalle allergie al cancro. Usando l'acqua acida ionizzata a livello topico, possiamo fare in modo di proteggere noi stessi, il nostro cibo e la nostra casa da tossine e batteri nocivi che favoriscono le malattie. L'acqua può costituire un fattore in numerosi problemi di salute, ma può anche (e dovrebbe) essere la chiave per prevenirli e curarli.

I progressi scientifici hanno permesso a ciascuno di noi di produrre un'acqua vitale e salutare come quella degli Hunza, acqua che costituisce il segreto della longevità e del benessere di questa popolazione. Possiamo e dobbiamo seguire la guida di scienziati, professionisti medici e della gente comune di altri paesi come Giappone, Corea e Nuova Zelanda, usando l'acqua ionizzata a scopi terapeutici per migliorare la qualità del nostro stato di salute, come pure per accrescere a livello pratico quella della nostra vita.

La lettura di questo libro vi ha permesso di capire l'importanza dell'idratazione, dell'equilibrio acido-basico, degli antiossidanti e di un corpo ricco di ossigeno. Adesso inoltre sapete quanto siano diventati gravi e diffusi numerosi disturbi e mali cronici tra la popolazione o magari anche tra le persone che conoscete. Sta a voi usare le informazioni contenute in queste pagine per assumere il controllo della vostra salute e cambiare la vostra vita. Tutto ha inizio con l'acqua che guarisce.

BIBLIOGRAFIA

Ayebah, B. *et al.*, "Enhancing the bactericidal effect of electrolyzed water on Listeria monocytogenes biofilms formed on stainless steel", *J Food Prot* 2005; 68(7):1375-1380.

Bari, M.L. *et al.*, "Effectiveness of electrolyzed acidic water in killing Escherichia coli 0157:H7, Salmonella enteritidis, and Listeria monocytogenes on the surfaces of tomatoes", *J Food Prot* 2003; 66(11):2010-2016.

Batmanghelidj, F., *Water: For Health, for Healing, for Life*, New York, Warner Books, 2003.

Batmanghelidj, F., *Il tuo corpo implora acqua*, Diegaro di Cesena, Macro, 2004.

Bialka, K.L. *et al.*, "Efficacy of electrolyzed oxidizing water for the microbial safety and quality of eggs", *Poult Sci* 2004; 83(12):2071-2078.

Bosilevac, J.M. *et al.*, "Efficacy of ozonated and electrolyzed oxidative waters to decontaminate hides of cattle before slaughter", *I Food Prot* 2005; 68(7):1393-1398.

Convertino, V.A. *et al.*, "Adequate fluid replacement helps maintain hydration and promotes the health, safety, and optimal physical performance of individuals participating in regular physical activity", *Med Sci Sports Exercise* 1996; 28(1):i-vii.

Deza, M.A. *et al.*, "Inactivation of Escherichia coli 0157:H7, Salmonella enteritidis and Listeria monocytogenes on the surface of tomatoes by neutral electrolyzed water", *Lett Appl Microbiol*

2003; 37(6):482-487.

Dong, H. *et al.*, "Corrosion behavior of dental alloys in various types of electrolyzed water", *Dent Mater J* 2003; 22(4):482-493.

Dreifus, C., "A conversation with Peter Agre", *New York Times*, 26 gennaio 2009.

Fabrizio, K.A. e Cutter, C.N., "Application of electrolyzed oxidizing water to reduce Listeria monocytogenes on ready-to-eat meats", *Meat Science* 2005; 71(2):327-333.

Fabrizio, K.A. e Cutter, C.N., "Comparison of electrolyzed oxidizing water with other antimicrobial interventions to reduce pathogens on fresh pork", *Meat Science* 2004; 68(3):463-468.

Fabrizio, K.A. e Cutter, C.N., "Stability of electrolyzed oxidizing water and its efficacy against cell suspensions of Salmonella typhimurium and Listeria monocytogenes", *J Food Prot* 2003; 66(8):1379-1384.

Fabrizio, K.A. *et al.*, "Comparison of electrolyzed oxidizing water with various antimicrobial interventions to reduce Salmonella species on poultry", *Poult Sci* 2002; 81(10):1598-1605.

Feig, D.I. *et al.*, "Reactive oxygen species in tumorigenesis", *Cancer Res* 1994; 54:1890-1894.

Fujino, Y. *et al.*, "A clinical study of liver abscesses at the Critical Care and Emergency Center of Iwate Medical University", *Nippon Shokakibyo Gakkai Zasshi* 2005; 102(9):1153-1160.

Gao, Z. *et al.*, "Observation on the effect of disinfection to HBsAg by electrolyzed oxidizing water", *Zhonghua Liu Xing Bing Xue Za Zhi* 2001; 22(1): 40-42.

Hanaoka, K. *et al.*, "The mechanism of the enhanced antioxidant effects against superoxide anion radicals of reduced water produced by electrolysis", *Biophys Chem* 2004; 107(1):71-82.

Harada, K. e Yasui, K., "Decomposition of ethylene, a flower-senescence hormone, with electrolyzed anode water", *Biosci Biotechnol Biochem* 2003; 67(4):790-796.

Hatto, M. *et al.*, "Bactericidal effect of electrolyzed neutral water on bacteria isolated from infected root canals. 64. The physiological property and function of the electrolyzed-ionized calcium Aquamax on water molecular clusters fractionization", *Artif Organs* 1997; 21(1):43-49.

Hayashi, H. e Kawamura, M., "Clinical improvements obtained from the intake of reduced water", Dallas, TX: Eighth Annual International Symposium on Man and His Environment in Health and Disease, 1990.

Hiraguchi, H. *et al.*, "Effect of rinsing alginate impressions using acidic electrolyzed water on dimensional change and deformation of stone models", *Dent Mater J* 2003; 22(4):494-506.

Horiba, N. *et al.*, "Bactericidal effect of electrolyzed neutral water on bacteria isolated from infected root canals", *Oral Surg Oral Med Oral Pathol Oral Radiol Endod* 1999; 87(1):83-87.

Huang, K.C. *et al.*, "Reduced hemodialysis-induced oxidative stress in end-stage renal disease patients by electrolyzed reduced water", *Kidney Int* 2003; 64(2):704-714.

Ichihara, T. *et al.*, "The efficacy of function water (electrolyzed strong acid solution) on open heart surgery; postoperative mediastinitis due to methicillin-resistant Staphylococcus aureus", *Kyobu Geka* 2004; 57(12):1110-1112.

Inoue, Y. *et al.*, "Trial of electrolyzed strong acid aqueous solution lavage in the treatment of peritonitis and intraperitoneal abscess", *Artif Organs* 1997; 21(1):28-31.

Iwasawa, A. e Nakamura, Y., "Cytotoxic effect of antiseptics: comparison In vitro. In vivo examination of strong acidic electrolyzed water, povidone-iodine, chlorhexidine and benzalkonium chloride", *Kansenshogaku Zasshi* 2003; 77(5):316-322.

Jhon, M.S., *The Water Puzzle and the Hexagonal Key*, Coalville, UT, Uplifting Press, Inc., 2004.

Kim, C. *et al.*, "Efficacy of electrolyzed oxidizing (EO) and chemically modified water on different types of foodborne pathogens", *Int J Food Microbiol* 2000; 61(2-3):199-207.

Kim, C. *et al.*, "Efficacy of electrolyzed oxidizing water in inactivating Salmonella on alfalfa seeds and sprouts", *I Food Prot* 2003; 66(2):208-214.

Kohno, S. *et al.*, "Bactericidal effects of acidic electrolyzed water on the dental unit waterline", *Jpn J Infect Dis* 2004; 57(2):52-54.

Koseki, S. *et al.*, "Decontamination of lettuce using acidic electrolyzed water", *Food Prot* 2001; 64(5):652-658.

Koseki, S. *et al.*, "Decontaminative effect of frozen acidic electrolyzed water on lettuce", *J Food Prot* 2002; 65(2):411-414.

Koseki, S. *et al.*, "Effect of mild heat pretreatment with alkaline electrolyzed water on the efficacy of acidic electrolyzed water against Escherichia coli 0157:H7 and Salmonella on lettuce", *Food Micro-*

biology 2004; 21(5):559-566.

Koseki, S. *et al.*, "Efficacy of acidic electrolyzed water for microbial decontamination of cucumbers and strawberries", *J Food Prot* 2004; 67(6): 1247-1251.

Koseki, S. *et al.*, "Efficacy of acidic electrolyzed water ice for pathogen control on lettuce", *J Food Prot* 2004; 67(11):2544-2549.

Koseki, S. *et al.*, "Influence of inoculation method, spot inoculation site, and inoculation size on the efficacy of acidic electrolyzed water against pathogens on lettuce", *J Food Prot.* 2003; 66(11):2010-2016.

Koseki, S. e Itok, K., "Prediction of microbial growth in fresh-cut vegetables treated with acidic electrolyzed water during storage under various temperature conditions", *J Food Prot* 2001; 64(12):1935-1942.

Lee, J.H. *et al.*, "Efficacy of electrolyzed acid water in reprocessing patient-used flexible upper endoscopes: Comparison with 2% alkaline glutaraldehyde", *J Gastroenterol Hepatol* 2004; 19(8):897-903.

Lee, M.Y. *et al.*, "Electrolyzed-reduced water protects against oxidative damage to DNA, RNA, and protein", *Appl Biochem Biotechnol* 2006; 135(2): 133-144.

Liu, C. *et al.*, "Effects of electrolyzed oxidizing water on reducing Listeria monocytogenes contamination on seafood processing surfaces", *Int J Food Microbiol* 2006; 106(3):248-253.

Machado, A.P. *et al.*, "Microbiological evaluation of gastroscope decontamination by electrolysed acid water (Clentop WM-1)", *Arq Gastroenterol* 2005; 42(1):60-62.

Miracle Water, Giappone, NNN/NHK TV, 1996 [http://www.ionlifeusa.com/en/alkaline-ionized-water/miracle-water-documentary/], trascrizione.

Morita, C. *et al.*, "Disinfection potential of electrolyzed solutions containing sodium chloride at low concentrations", *J Virol Methods* 2000; 85(1-2): 163-174.

Nagamatsu, Y. *et al.*, "Application of electrolyzed acid water to sterilization of denture base part 1. Examination of sterilization effects on resin plate", *Dent Mater J* 2001; 20(2):148-155.

Nagamatsu, Y. *et al.*, "Durability of bactericidal activity in electrolyzed neutral water by storage", *Dent Mater J* 2002; 21(2):93-104.

Nakae, H. e Inaba, H., "Effectiveness of electrolyzed oxidized water irrigation in a burn-wound infection model", *J Trauma* 2000;

49(3):511-514.

Nakajima, N. *et al.*, "Evaluation of disinfective potential of reactivated free chlorine in pooled tap water by electrolysis", *J Microbiol Methods* 2004; 57(2):163-173.

Nelson, D., "Newer technologies for endoscope disinfection: electrolyzed acid water and disposable-component endoscope systems", *Gastrointest Endosc Clin N Am* 2000; 10(2):319-328.

Nelson, D., "Recent advances in epidemiology and prevention of gastrointestinal endoscopy related infections", *Curr Opin Infect Dis* 2005; 18(4):326-330.

Ozer, N.P. e Demirci, A., "Electrolyzed oxidizing water treatment for decontamination of raw salmon inoculated with Escherichia coli 0157:H7 and Listeria monocytogenes Scott A and response surface modeling", *Journal of Food Engineering* 2006; 72(3):234-241.

Park, C.M. *et al.*, "Efficacy of electrolyzed water in inactivating Salmonella enteritidis and *Listeria monocytogenes* on shell eggs", *J Food Prot* 2005; 68(5):986-990.

Park, H. *et al.*, "Antimicrobial effect of electrolyzed water for inactivating Campylobacter jejuni during poultry washing", *Int J Food Microbiol* 2002; 72(1-2):77-83.

Park, H. *et al.*, "Effectiveness of electrolyzed water as a sanitizer for treating different surfaces", *J Food Prot* 2002; 65(8):1276-1280.

Park, H. *et al.*, "Effects of chlorine and pH on efficacy of electrolyzed water for inactivating Escherichia coli 0157:H7 and Listeria monocytogenes", *Int J Food Microbiol* 2004; 91(1):13-18.

Reid, T.M. e Loeb, L.A., "Mutagenic specificity of oxygen radicals produced by human leukemia cells", *Cancer Res* 1992; 53:1082-1086.

Russell, S.M., "The effect of electrolyzed oxidative water applied using electrostatic spraying on pathogenic and indicator bacteria on the surface of eggs", *Poult Sci* 2003; 82(1):158-162.

Sakashita, M. *et al.*, "Antimicrobial effects and efficacy on habitually hand-washing of strong acidic electrolyzed water - a comparative study of alcoholic antiseptics and soap and tap water", *Kansenshogaku Zasshi* 2002; 76(5):373-377.

Sharma, R.R. e Demirci, A., "Treatment of Escherichia coli 0157:H7 inoculated alfalfa seeds and sprouts with electrolyzed oxidizing water", *Int J Food Microbiol* 2003; 86(3):231-237.

Shirahata, S. *et al.*, "Electrolyzed-reduced water scavenges active oxygen species and protects DNA from oxidative damage", *Biochem Biophys Res Commun* 1997; 234(1):269-274.

Stan, S.D. e Daeschel, M.A., "Reduction of Salmonella enterica on alfalfa seeds with acidic electrolyzed oxidizing water and enhanced uptake of acidic electrolyzed oxidizing water into seeds by gas exchange", *J Food Prot* 2003; 66(11):2017-2022.

Stevenson, S.M. *et al.*, "Effects of water source, dilution, storage, and bacterial and fecal loads on the efficacy of electrolyzed oxidizing water for the control of Escherichia coli 0157:H7", *J Food Prot* 2004; 67(7):1377-1383.

Tanaka, N. *et al.*, "The use of electrolyzed solutions for the cleaning and disinfecting of dialyzers", *Artif Organs* 2000; 24(12):921-928.

Venkitanarayanan, K.S. *et al.*, "Efficacy of electrolyzed oxidizing water for inactivating Escherichia coli 0157:H7, Salmonella enteritidis, and Listeria monocytogenes", *Appl Environ Microbiol* 1999; 65(9):4276-4279.

Venkitanarayanan, K.S. *et al.*, "Inactivation of Escherichia coli 0157:H7 and Listeria monocytogenes on plastic kitchen cutting boards by electrolyzed oxidizing water", *J Food Prot* 1999; 62(8):857-860.

Vorobjeva, N.V. *et al.*, "The bactericidal effects of electrolyzed oxidizing water on bacterial strains involved in hospital infections", *Artif Organs* 2004; 28(6):590-592.

Whang, Sang, *Invertire l'invecchiamento: non è fantascienza ma un fatto scientifico*, Cesena, Macro, 2009.

Wilhelmsen, E., "Effectiveness of electrolyzed acidic water in killing Escherichia coli 0157:H7, Salmonella enteritidis, and Listeria monocytogenes on the surfaces of tomatoes", *J Food Prot* 2003; 66(4):542-548.

Xin, H. *et al.*, "Effect of electrolyzed oxidizing water and hydrocolloid occlusive dressings on excised burn-wounds in rats", *Chin J Traumatol* 2003; 6(4):234-237.

Yahagi, N. *et al.*, "Effect of electrolyzed water on wound healing", *Artif Organs* 2000; 24(12):984-987.

Ye, J. *et al.*, "Inhibitory effect of electrolyzed reduced water on tumor angiogenesis", *Biol & pharm Bulletin* 2008; 31(1):19-26.

NOTA SULL'AUTORE

Il dottor Ben Johnson, osteopata e naturopata, o semplicemente dottor Ben, come viene affettuosamente chiamato da amici, colleghi e pazienti, è un esponente di punta nel campo della medicina complementare, integrativa e alternativa. Avendo sempre avuto un profondo interesse per le ricerche sull'acqua, ha affermato: "Se riusciamo ad avere un corpo formato per il settanta per cento dall'acqua più sana, tutte le altre funzioni si svolgeranno meglio".

Dopo un dottorato in osteopatia all'Università di Scienze della Salute di Kansas City, il dottor Ben ha conseguito una laurea in medicina e una in naturopatia; oggi esercita in cinque stati. Nel 1996 ha cofondato l'Immune Recovery Clinic di Atlanta, Georgia, di cui è stato il direttore per vari anni. Nell'ottobre del 2004 ha dato le dimissioni per dedicarsi a tempo pieno a *Il codice della guarigione*, un programma di eliminazione dello stress che ha utilizzato su se stesso per curare una grave malattia.

Attualmente possiede e gestisce l'azienda Dr. Ben Johnson Services, che offre prodotti per cure naturali. È inoltre cofondatore di Thermography, una clinica di servizi termografici a Chattanooga, e dedica parecchio tempo a far conoscere la termografia quale alternativa sicura ed efficace a tecniche diagnostiche basate sulle radiazioni, quali la mammografia. Infine, incontra regolarmente pazienti e operatori sanitari di tutto il mondo che si specializzano in oncologia complementare.

Oltre ad *Acqua che guarisce*, è anche autore di altri libri dedicati a temi legati alla salute. Di recente è comparso nel bestseller internazionale *The Secret – Il segreto*, come pure nel film omonimo.

A parte la lunga carriera medica, il dottor Ben ha combattuto nella guerra del Vietnam e per molti anni ha lavorato come medico di aviazione nella riserva delle forze armate degli Stati Uniti. È stato per dodici anni capo-esaminatore medico di aviazione della Federal Aviation Agency (FAA, agenzia statunitense di sicurezza aerea). Vive nel nord della Georgia, dove è nato e cresciuto. Abita a Rossville con la moglie Martha e i due figli più piccoli. Ben e Martha hanno avuto sette figli e sette nipoti. Ben è membro attivo della sua chiesa, la Gospel Tabernacle Church di Chickamauga, in Georgia. Nel tempo libero si diletta di apicoltura, va a cavallo, caccia, scia, fa immersioni e ama viaggiare.

Edizioni Il Punto d'Incontro
Via Zamenhof 685, 36100 Vicenza,
www.edizionilpuntodincontro.it